コーヒーを飲む人は

実年齢56歳、血管・骨年齢30代の名医が実践！

なぜ健康なのか？

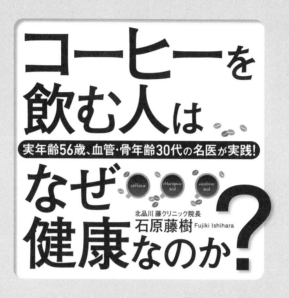

北品川藤クリニック院長
石原藤樹 Fujiki Ishihara

PHP研究所

はじめに　コーヒーが健康ドリンクとしてもっとも評価されている時代

1 コーヒー・ルネッサンス

こんにちは！

東京品川からほど近い場所にある、北品川藤クリニック院長の石原です。地域のかかりつけ医として、内科、小児科、心療内科を診《み》る小さなクリニックですが、おいでになった方は、微《かす》かなコーヒーの香りを、院内でお感じになるかもしれません。それは、毎日私が朝淹《い》れて、ステンレスボトルに入れたコーヒーの香りです。

いつからかは覚えていませんが、中学校に入る頃から大のコーヒー好きで、「そんなに飲むと眠れなくなるぞ」と親からはいつも言われていました。それ以降、私の生活や診療の傍《かたわ》らには、常にコーヒーがありました。

そして、医者になってからは、いつしかコーヒーの健康への影響に興味を持ち、その研究を始めるようになりました。

私がコーヒー研究を始めた20年前には、コーヒーは不健康な生活習慣の代表でした。不健康な大人はタバコを吸いながらコーヒーを飲み、徹夜仕事をするか、お酒を飲んで騒ぐかのどちらかでした。

しかし、今では多くの健康に関する専門家が、コーヒーは健康を増進する飲み物であることを、常識だと考えています。タバコやお酒と同列に扱われていた20年前には、とても想像すらできなかったことです。

アメリカの最新の食事ガイドライン（Dietary Guidelines for Americans 2015-2020）においても、1日3杯くらいのコーヒーを飲む習慣は、健康に良いものであるとして推奨されています。

歴史的に見ても、今はコーヒーが健康ドリンクとしてもっとも評価されている時代です。

コーヒー・ルネッサンスが到来したのです。

01 コーヒーと私

私は大学病院で内分泌や糖尿病の診療や研究に携わり、小児科や心療内科の研修を受けてから東京渋谷のクリニックで15年、多くの患者さんの診療に当たりました。月曜日から土曜日まで、1人で休みなく毎日の外来をこなしました。日曜日も休日ではなく、健康診断の診察などの仕事をしていました。

今ではとても続かないと思います。まだ若かったからこそできたことでした。

クリニックで週6日の外来診療をしていると、とても大学病院でしているような研究はできません。それでも、根っからの研究好きの血は疼《うず》きます。

何かクリニックでもできるような研究はないでしょうか？

それで考えたのが身近な生活習慣や嗜好《しこう》品の、健康に与える影響です。

私はとにかくコーヒーが好きで、当時は1日10杯くらいのコーヒーを飲むのが日課でした。すべてブラックです。

図1　コーヒー摂取量と糖尿病リスク

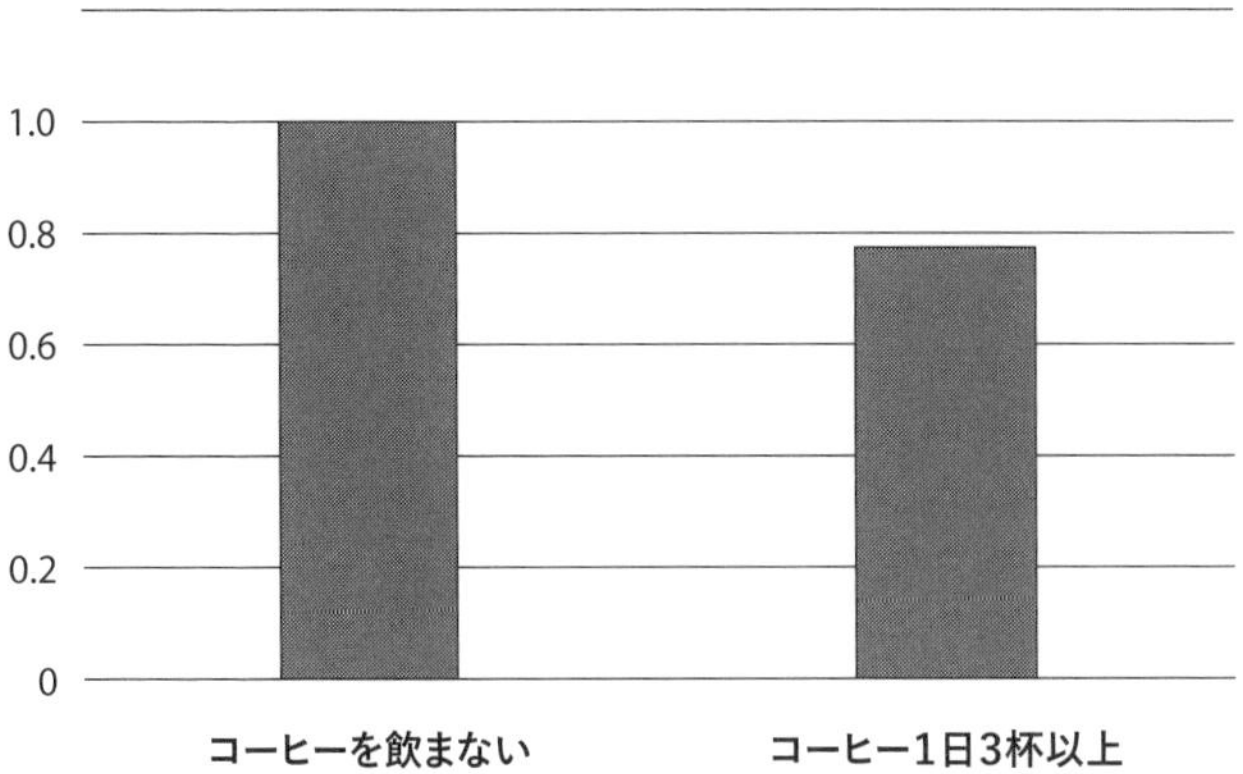

　それが今から20年くらい前の平成10（１９９８）年頃の話です。

　当時コーヒーはまだ不健康な飲み物の代表でした。

　私はそれから患者さんが来るたびに、コーヒーをどのくらい飲むかを、必ず問診の時に聞き取りをするようにしました。

　少しの人数では何もわかりません。

　しかし、地道にデータを取り続けて10年くらいが経ち、５０００人を超える人数が集まってみると、不思議な傾向が見えてきました。

　コーヒーを多く飲む人の方が、診察の経過の中で糖尿病になる危険性（リスク）が低かったのです。

具体的には、1日にコーヒーを3杯以上飲む人は、まったく飲まない人と比べて、糖尿病になる危険性が2割以上減っていました（図1）。

もちろん開業医が片手間にするレベルの研究ですから、この結果の背後には他に隠れた原因があるかもしれません。この結果のみから、コーヒーが原因であると断定はできません。しかし、この結果によって、私はコーヒーは健康に良いと、密《ひそ》かに確信を持つようになったのです。

それからは、コーヒーに関する文献を、日々検索し、読み、考え、分析することを続けました。

当時はコーヒーが身体に悪いというような報告が、学術論文においても大勢を占めていました。

それが反転するのは、２０１２年のことでした。その後は前述のようにコーヒー・ルネッサンスの時代が到来します。

なぜコーヒーで糖尿病になるリスクが減るのでしょうか？

その答えは本書の中で明らかになります。

1 コーヒーは薬……

今やコーヒーを単なる飲み物と考えるのは間違っています。

コーヒーは嗜好品で飲み物であるとともに、多くの病気を予防するための薬でもあるのです。

薬というのは用法・用量を守って、正しく使う必要があります。

したがって、薬としてのコーヒーは正しく飲む必要があるのです。

本書では最新のコーヒー研究のデータを元にして、健康維持に効果的なコーヒーライフを送るために必要なことすべてを、皆さんにお届けしたいと思います。

2020年6月

石原藤樹

はじめに

コーヒーが健康ドリンクとしてもっとも評価されている時代

1

コーヒーはなぜ健康に良いと言われるようになったのか？

2 カフェインの健康への影響と安全性

5 コーヒーで肝臓病を予防する！

6 コーヒーの心臓に対する効果を考える

7 コーヒーでがんを予防する！

8 コーヒーは骨を強くする！

11 コーヒー文化が生活を豊かにする！

12 コーヒーの健康的な飲み方教えます！

おわりに　最強予防薬としてのコーヒー

装丁
一瀬錠二（Art of NOISE）

写真撮影
平松英明

イラスト（p025, 039, 065, 069, 091, 119, 128, 149）
斎藤 稔（ジーラム）

図版作成
桜井勝志

01

コーヒーはなぜ健康に良いと言われるようになったのか？

この章のまとめ

カフェインを多く含むという性質から、コーヒーは不健康な飲み物と考えられていましたが、2012年以降の多くの知見により、1日にコーヒーを3〜4杯以内で飲むことにより、総死亡のリスクが最大で2割程度低下することが確認されています。ただ、妊娠中の女性の方は、1〜2杯程度にとどめるのが安全です。

コーヒーは少し前まで健康に良い飲み物ではなかった

最近、テレビの健康番組などでは、コーヒーが健康に良いという情報が多く発信されています。私も何度かそうした番組に出演をさせていただいています。

ただ、これは比較的最近の傾向で、少し前まではむしろコーヒーは健康を害する可能性がある、という論調の方が多かったのです。なぜ、以前にはコーヒーは健康に悪いとされていて、それが今では逆転したのでしょうか？

その歴史をちょっと振り返ってみましょう。

コーヒーが健康に悪いと考えられた理由

コーヒーはカフェインを多く含む飲み物です。カフェインには覚醒作用と常用性があります。また、カフェインは交感神経を刺激して気分を高めます。

こうしたカフェインの性質から、徹夜などの不規則な生活で、コーヒーは「目を覚ましテンションを上げる飲み物」として使用されるという、ちょっと不健康なイメージが付いてしまいました。

毎日コーヒーを飲まないと落ち着かないという、コーヒー常用者の言動は、コーヒーが危険薬物などに近いような悪いイメージを、広めてしまったように思います。

一時期のコーヒーのCMでは、優雅なカフェでのんびりとコーヒーを飲むような姿がよく使われていましたが、これには不健康な生活とリンクしたコーヒーのイメージを、なるべく払拭《ふっしょく》する狙《ねら》いがあったのです。

その悪いイメージが覆《くつがえ》るきっかけとなったのは、2012年に発表された一編の論文でした。

01 2012年「NEJM」誌論文のインパクト

2012年の「ニュー・イングランド・ジャーナル・オブ・メディシン(the New

England Journal of Medicine)」誌に、40万人以上の健康調査において、コーヒーの摂取量と生命予後との関連を分析した論文が掲載されました（①）。このニュー・イングランド・ジャーナル・オブ・メディシン（略称NEJM）という、長い名前の雑誌は、私の関わる臨床医学の分野において、世界的にもっとも権威のあるアメリカの医学誌です。この雑誌に論文が1本掲載され、そのトップネーム（最初に名前が掲載されている著者）になると、それだけで一流の医学の研究者として評価された、と言っても過言ではないのです。それくらい権威のある雑誌です。私自身臨床医の端くれとして、個人的にこの雑誌だけは、定期購読してクリニックの2階に全巻揃えて並べています。それ以外の医学情報は今はもっぱらインターネットで得ています。この雑誌ももちろんウェブで読むことができるのですが、根っからの活字世代なので、これだけは手元に置いておきたいのです。

そこにコーヒーについての論文が載りました。

前述のように、私はそれ以前にクリニックの患者さんで、コーヒーを飲む人では糖尿病になる危険性が低い、というデータを解析していました。それで、興味津々という気分で雑誌を読んだのです。

一読し、ちょっと興奮しました。

そこには、私の推測通りのことが、より大規模に解析されていたからです。それによると、コーヒーを飲まない場合と比較して、1日6杯以上飲む人は、男性で10％、女性では15％、それぞれ有意に総死亡のリスクが低下していました。死亡原因別に見ると、がんによる死亡のみは差がありませんでしたが、それ以外の心臓病、呼吸器疾患、脳卒中、感染症、糖尿病、事故などによる死亡リスクは、いずれもコーヒーを飲む人では低下が認められました。

もっとも重要なポイントは、コーヒーを飲むだけで、あらゆる原因によって死亡するリスクが低下していたことです。

世の中には多くのサプリメントがあり、多くの薬があります。そのすべてが健康への効能を謳《うた》っています。しかし、本当にそれを使うだけで総死亡のリスクを低下させる、という信頼のおけるデータがあるのは、サプリメントのみならず薬においても、実際にはほとんどないのです。分析にはやや粗い部分もありましたが、世界的にもっとも権威のある医学誌で、40万人以上という大規模調査により、コーヒーが寿命を延ばす、という結果が得られた意義は、極めて大きなものだったのです。しかし、これはまだ序の口でした。

1 次々と発表されるコーヒーの健康効果

2015年の「アメリカン・ジャーナル・オブ・クリニカル・ニュートリション(American Journal of Clinical Nutrition)」という栄養学の専門誌に発表された論文では、日本の代表的な疫学データである、多目的コホート研究を利用したコーヒーの効果が検証されています(②)。

9万人以上の住民に健康調査を行い、平均で18・7年という長期間の経過観察を行ったところ、コーヒーを飲まない人と比較して、1日平均で1杯以下の人は9%、1~2杯飲む人は15%、3~4杯飲む人は24%、5杯以上飲む人は15%、それぞれ有意に総死亡のリスクが低下していました。この死亡リスクの低下は、心臓病、心血管疾

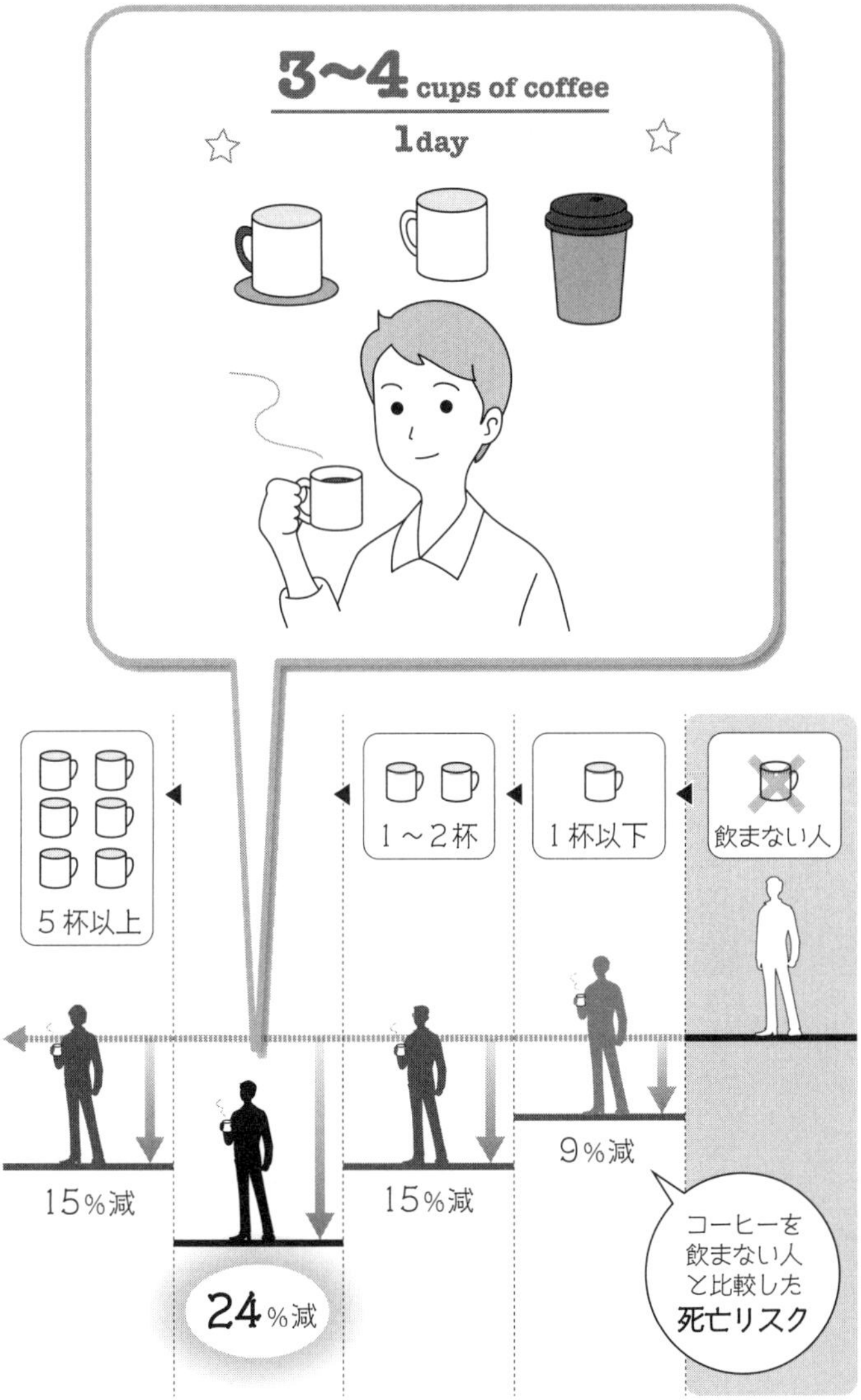
3~4 cups of coffee
1day
5杯以上
1～2杯
1杯以下
飲まない人
15%減
24%減
15%減
9%減
コーヒーを
飲まない人
と比較した
死亡リスク

患、呼吸器疾患による死亡が主に影響を受けていて、がんの死亡リスクの低下は明確ではありませんでした。

この日本人のデータにおいては、1日にコーヒーを3～4杯飲む人がもっとも総死亡のリスクが低下していて、5杯以上飲む人では、ややリスクの低下幅が縮小しています。これは、必ずしも5杯以上飲むことが良くない、という意味ではないのですが、3～4杯で一番リスクが低い、という点は日本人のデータとして重要であるように思います。

コーヒーの生命予後改善効果に人種差はあるのか？

コーヒーは世界中で飲まれている飲み物です。2012年のNEJM誌の論文は多くが白人種を対象としたものでした。日本の論文でも同様の効果が確認されていることから、人種差を超えた効果がありそうですが、これだけでは何とも言えません。

そこで2017年の「アナルス・オブ・インターナル・メディシン（Annals of

Internal Medicine)」という内科学の専門誌に、アメリカの国立がん研究所の主導によって、ハワイとカリフォルニアのロサンゼルスで、白人種以外にハワイの先住民や日系アメリカ人、ラテンアメリカ人など多人種において、コーヒーの摂取量と死亡リスクとの関連を検証した研究結果が報告されました(③)。

これによると、トータルではやはりコーヒーを多く飲む人ほど、最大で18%程度の死亡リスクの低下が認められ、ハワイの先住民ではその傾向は確認できませんでしたが、それ以外の人種においては、白人種と違いのない結果が得られました。カフェインレスのコーヒーでも、同様の効果が得られていました。ハワイの先住民のデータをどう考えるのかは微妙ですが、ほぼ人種差なく、コーヒーの健康効果は見られることが確認されたのです。

つまり、人種にかかわらず、寿命を延ばすようなコーヒーの健康効果は、世界中で認められることが確認されたのです。

1　2017年のアンブレラ・レビュー

その後も多くのコーヒーの健康効果についての研究論文が発表され、それをすべてまとめたものが、2017年の「ブリティッシュ・メディカル・ジャーナル（British Medical Journal）」誌に掲載された論文です（④）。ブリティッシュ・メディカル・ジャーナルは、イギリスを代表する臨床医学の雑誌です。つまり、コーヒーについての研究は、世界中の一流の医学誌を席巻しているのです。

これはアンブレラ・レビューという手法により、これまでの多くの研究をまとめて解析したメタ解析を、更に複数まとめて解析したものです。要するにその時点までのコーヒーの健康効果の総まとめ的なものなのです。

それによると、これまでの世界中のすべてのデータをまとめて解析した結果として、コーヒーを飲む習慣のない人と比較して、1日3～4杯のコーヒーを飲む人は、心血管疾患による死亡のリスクが19％、総死亡のリスクが17％、心血管疾患の発症リスクが15%、それぞれ有意に低下していました。がんの発症リスクについては、コーヒーを多く飲む人は18%、これも有意に低下していました。

ただ、妊娠中のコーヒー摂取については、流早産などのリスクや低体重のリスクが、コーヒーを多く飲む人では増加していて、女性の骨折リスクについても有意ではないものの、コーヒーを多く飲むと増加する傾向を示しました。

つまり、ほとんどの人にはコーヒーは健康にメリットのある飲み物ですが、妊娠中の女性と閉経後で骨そしょう症のリスクのある女性では、健康上の問題が生じる可能性もある、という結果です。そのうち、妊娠中の女性については、カフェインの交感神経刺激作用が問題であるという可能性が考えられます。骨折リスクについても、カフェインにカルシウムの排泄を促《うなが》すような働きがあるので、それが原因であるという推測が可能です。

しかし、このコーヒーで骨折が増える、という考え方は最新の研究では否定されています。この点については後で詳しく説明します。

① コーヒーの健康効果をまとめると……

これまでの多くの信頼のおける知見によって、コーヒーを1日に3〜4杯飲むことにより、総死亡のリスクが10〜20％程度低下することはほぼ間違いがありません。

この効果は人種差によらず認められていて、主に心血管疾患や呼吸器疾患などによる死亡の減少によるものです。

概《おおむ》ねコーヒーは健康に良いと考えられますが、妊娠中の女性は1日1〜2杯程度にしておいた方が安全と考えられます。

より多く飲むことで効果があるとするデータもありますが、1日5杯以上の安全性は未確認、と考えておくのが現状は良いと思います。

（参考文献）

① Freedman ND, Park Y, et al. *Association of coffee drinking with total and cause-specific mortality.* N

Engl J Med. 2012 May 17;366(20):1891-904.

② Saito E, Inoue M, et al. *Association of coffee intake with total and cause-specific mortality in a Japanese population: the Japan Public Health Center-based Prospective Study*. Am J Clin Nutr. 2015 May;101(5):1029-37.

③ Park SY, Freedman ND, et al. *Association of Coffee Consumption With Total and Cause-Specific Mortality Among Nonwhite Populations*. Ann Intern Med. 2017 Aug 15;167(4):228-235.

④ Poole R, Kennedy OJ, et al. *Coffee consumption and health: umbrella review of meta-analyses of multiple health outcomes*. BMJ. 2017 Nov 22;359:j5024.

02

カフェインの健康への影響と安全性

この章のまとめ

カフェインはコーヒーに含まれる代表的なアルカロイドです。カフェインは交感神経を刺激して脈拍や血圧を増加させますが、その一方で腎臓の血管を拡張して尿量を増やし、脳の神経細胞を保護するような作用も持っています。その代謝は極めて迅速なので、通常のコーヒーの摂取レベルでは、その安全性は高いのです。

01 コーヒーにはカフェインが多いので健康に悪い？

前章を読んで皆さんはどうお感じになりましたか？

そうは言ってもコーヒーは健康に悪い、とまだ考えている人は、結構多いのではないかと思います。

私が大学院時代に師事した先生もそうでした。

その先生は私のこれまでの医療人生の中で、一番と言っていいくらい尊敬できる先生でした。大学病院の医師の仕事は、患者さんを診る「臨床」と、実験室で実験をしたり、患者さんのデータをまとめたりする「研究」の、2つの柱から成り立っています。内科系の医師の場合、その両方が一流であることが求められますが、それはある意味理想論で、実際にはどちらかは一流でも、もう一方は今ひとつかまるで駄目、ということがほとんどなのです。

私が知っている中でその先生は、唯一臨床も研究もどちらも一流の医師でした。先生は糖尿病の専門医で、糖尿病を中心とした診療と並行して、糖尿病の研究も行っていました。研究も患者さんを登録して治療の比較などを行う臨床研究と、動物実験による基礎研究とを同時に進行させていました。国際学会にも積極的に参加して発表を行いました。先生の凄いところは、研究で考察していたことを、きちんと臨床で診ている1人ひとりの患者さんの治療に活かしていたことです。これこそが本物の臨床医だと私は思いました。大学にいた時の私にとって、先生は到底手の届かない目標であり理想であったのです。

その健康のエキスパートである先生が、タバコとコーヒーをどちらも忌《い》み嫌い、「コーヒーを飲むと馬鹿になる」と口癖のように言っていました。

私はその先生のコーヒー嫌いにはショックを受けました。先生の言われたことの中で、それだけは当時からとても納得がいかなかったのです。

なぜ先生はコーヒーを嫌っていたのでしょうか？

その理由は、どうやらコーヒーに含まれているカフェインにありそうです。

01 カフェインとは何か？

カフェインというのは覚醒作用のある植物由来成分（アルカロイド）の一種です。自然の飲み物としては、コーヒーやお茶に多く含まれています。

脳に作用して一種の興奮作用や覚醒作用をもたらし、交感神経を刺激して、心臓の働きを強め、脈拍を増加させます。解熱鎮痛作用があり、また脳の血管を収縮させて頭痛を抑える一方で、腎臓の血管を拡張して尿量を増やします。

人間の身体に入ると、15〜45分で速やかに吸収され、肝臓の代謝酵素であるシップ・ワン・エー・ツー（CYP1A2）の働きにより速やかに代謝されます。代謝産物のテオフィリンには気管支の拡張作用があり、また他の代謝産物には血管拡張作用があります。

1 コーヒーの致死量は5L一気飲み！

カフェインは基本的には非常に安全性の高い物質ですが、短時間に大量に身体に入り、血液中の濃度が急激に増加すると、中毒を起こして死亡することもあるとされています。

その致死量は血液中の濃度で80μg／mLを超えるレベルです。

通常の濃さのコーヒーには、100mL当たり60mg程度のカフェインが含まれていて、カップ1杯のコーヒーにより、血液のカフェイン濃度は、1～2μg／mL上昇するとされています。前述のように肝臓でカフェインは速やかに代謝されますから、通常の状態においては、概ね3～10gのカフェインを、1時間くらいの間に一気に飲むと死亡の危険があるということになります。これはコーヒーであれば5L以上を一気に飲むことですから、通常ではほとんど危険はないのです。

1 カフェインはパーキンソン病に効く？

パーキンソン病というのは筋肉が硬くなって手が震え、特徴的な歩行障害などを起こす神経難病ですが、このパーキンソン病の患者さんでは、血液のカフェイン濃度が低く、その代謝産物の濃度も低いことが知られています。

そのため、カフェイン濃度がパーキンソン病の診断に使用できるという可能性も研究されています。

また、臨床的にパーキンソン病の運動症状を改善するという複数の報告もあります。

このメカニズムは完全には明らかになっていませんが、動物実験のレベルでは、カフェインに神経細胞の変性を予防するような働きがあると報告されています。

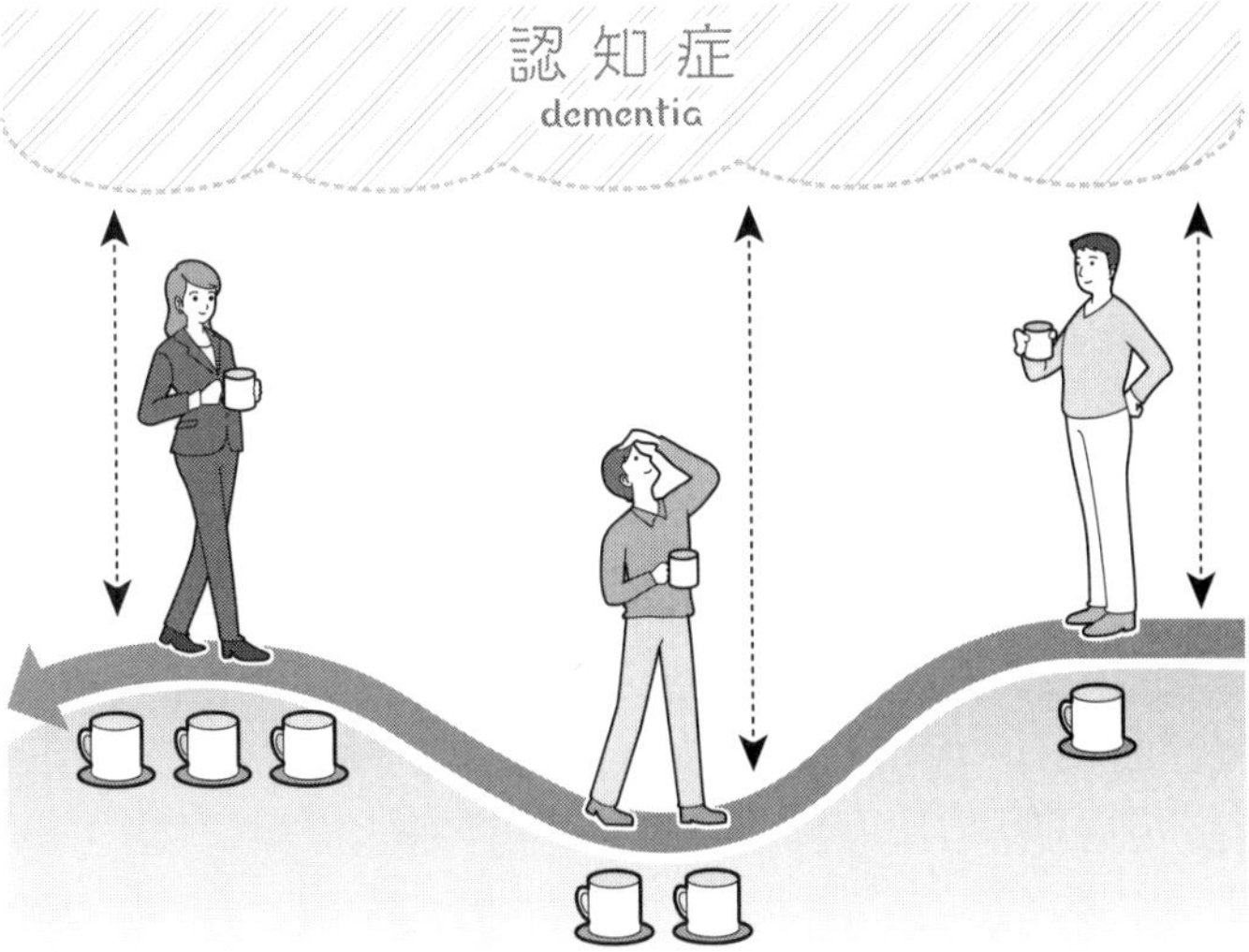

1日1～2杯が認知症のリスク低下にもっとも効果あり

01 カフェインは認知症に効く？

これまでにいくつかのコーヒーと認知症のリスクとの関連を検討した報告があり、2016年に発表されたメタ解析によると、コーヒーを1日に1杯も飲まない場合と比較して、1日1～2杯飲んでいると、認知症のリスクが18％有意に低下していました。一方で1日3杯以上飲んでいるとむしろ認知症の発症リスクは増加していました。

カフェインには交感神経の機能を

刺激して、脳内の一部の神経伝達を促進させ、記憶の再生などにも良い影響を与える、という実験データがあります。それが過剰であればかえって脳の働きを低下させてしまう、というように考えると、適度なコーヒー摂取は良い影響を与えるけれど、過剰であれば逆効果となる、というデータには一定の妥当性があるように思います。

カフェインは心臓に悪いのか？

カフェインは心臓への刺激作用があり、脈拍を上昇させて不整脈などを誘発する可能性があると考えられています。

実際に血圧や脈拍はカフェインの急性効果として一時的に軽度の上昇を示します。ただ、この血圧の上昇については、慢性のカフェインの使用では認められなくなることが報告されています。不整脈の誘発作用についても、動物実験やアルコール依存症など、特殊な環境以外では、証明はされていません。

２０１６年の「ジャマ・インターナル・メディシン（JAMA Internal Medicine）」

という内科学の専門誌に発表された論文では、中等度以上の心不全の患者さんに、500mgのカフェインを一度に投与する臨床試験が行われていて、不整脈の増加などは認められませんでした(①)。

普通に飲む量のコーヒーが、心臓に悪いということはなさそうです。

ただ、不整脈や心臓病で治療中の方は、コーヒーを飲んでもいいか、主治医の先生に必ず確認するようにしてください。

〳 カフェインが危険な場合は?

カフェインはコーヒーで飲むくらいの量では、基本的には非常に安全な物質です。

ただ、肝臓で分解される性質があるので、生まれつき肝臓のカフェイン分解能力が低かったり、肝機能が低下している場合には、カフェインが身体に溜まりすぎて危険な場合があります。

そのため、コーヒーを飲むと気分が悪くなったり動悸《どうき》がする人や、お医者さんから肝機能が悪いと言われている人は、カフェインをほとんど含まないカフェインレス（デカフェ）のコーヒーがお勧めです。また、妊娠中の女性も、赤ちゃんにカフェインが強く影響する可能性があるので、1日2杯くらいまでに制限するか、デカフェにするのが安心です。

（参考文献）

① Zuchinali P, Souza GC, et al. *Short-term Effects of High-Dose Caffeine on Cardiac Arrhysmias in Patients With Heart Failure: A Randomized Clinical Trial.* JAMA Intern Med. 2016 Dec 1; 176(12):1752-1759.

03

コーヒーに含まれる成分とその効果のすべて

この章のまとめ

コーヒーには多くの生理活性物質が含まれています。その中にはクロロゲン酸やニコチン酸のように、健康への良い影響がほぼ確実なものもあり、カフェインのように複雑でどちらとも言えないものもあり、またジテルペンやアクリルアミドのように、明らかに悪い作用を持つものもあります。ただ、そうした多くの成分を合わせた時、トータルに健康に良い影響を与えるのが、コーヒーなのです。

コーヒーに含まれる生理活性物質は1000種類以上！

コーヒーには1000種類以上の物質が含まれていて、生理活性物質だけでも100種類以上が同定されています。

その代表は前章で紹介したカフェインで、それ以外にポリフェノールのクロロゲン酸、ビタミンB3となるニコチン酸、油脂のジテルペン群、アクリルアミドなどがあります。

コーヒーに健康長寿の効果があることはほぼ間違いがありませんが、それがコーヒーのどの成分によるものかは、まだ明確にはわかっていないのです。

それではコーヒーに含まれる主な成分と、その健康効果を見ていきましょう。

カフェイン

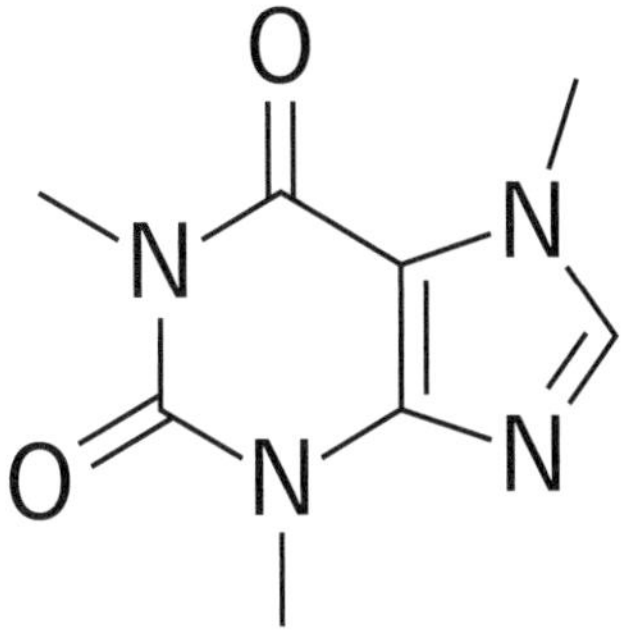

カフェインは単独での効果とともに、人間の体内では速やかに代謝されて、その代謝物も活性を持っているので、その働きをトータルに検証するのはそう簡単ではありません。カフェイン自体は血圧を上昇させ血管を収縮させますが、その代謝物には血管拡張作用もあるのです。

カフェインレス（デカフェ）のコーヒーでも、同様の健康効果があったとする疫学データも一部にあり、この点からはカフェインがコーヒーの健康効果の主体であると言えないのですが、一方でカフェインやその代謝物の含有量と、コーヒーによる動脈硬化の予防効果は相関する、というような報告もあります。

カフェインの効果はまだまだ未解明の部分が多いのです。

01

クロロゲン酸

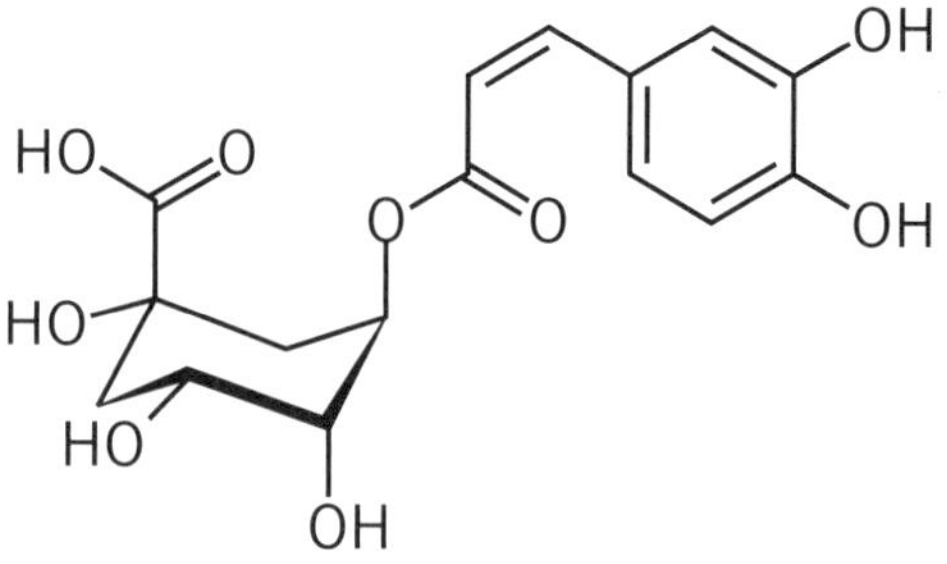

コーヒーに含まれる代表的なポリフェノールで、実際の含有量はカフェインより多いのがクロロゲン酸です。

このクロロゲン酸には抗酸化作用やコレステロールの低下作用があり、このため、コーヒーの身体に良い作用の多くは、クロロゲン酸の効果としても説明が可能です。また、ブドウ糖の吸収を抑え、食後の血糖値の上昇を抑える効果も確認されています。

ただ、クロロゲン酸の含有量とコーヒーの健康効果が関連する、という明確な証拠は今のところありません。

クロロゲン酸は熱に不安定なため、高温の焙煎《ばいせん》ではその量は減少します。したがって、クロロゲン酸を効率良く摂るためには、焙煎が短時間の浅煎《い》りがお勧めなのです。

クロロゲン酸が代謝されると、コーヒー酸という成分が生まれます。このコーヒー酸には、抗がん作用や抗ウイルス作用など、クロロゲン酸とは異なる健康作用が報告されています。

カフェインもクロロゲン酸も、それが分解された後の代謝物にも、別の健康効果が認められているのです。

コーヒーの健康効果は、とても奥が深いものなのです。

ニコチン酸

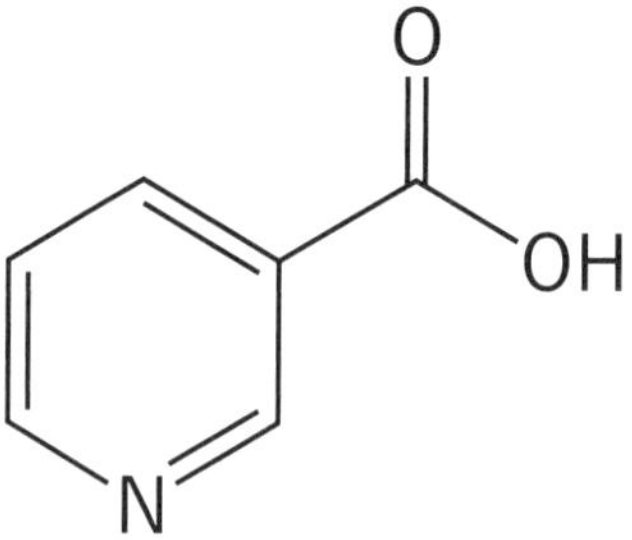

ニコチン酸というと、タバコのニコチンを思い浮かべる方が多いかもしれません。確かにニコチンを酸化して生成されるのがニコチン酸なのですが、この2つはまったくの別物です。ニコチン酸はニコチン酸アミドとともにナイアシンとも呼ばれ、ビタミンB_3とも呼ばれるビタミンの一種です。

ニコチン酸には血管拡張作用や抗酸化作用があり、これが動脈硬化の進行予防などに、有効だという説があります。コーヒーのニコチン酸は焙煎により産生されるので、クロロゲン酸とは逆に高温の焙煎で増加する、という特徴があります。

1 ジテルペン群（パルミチン酸カフェストール、パルミチン酸カーウェオール）

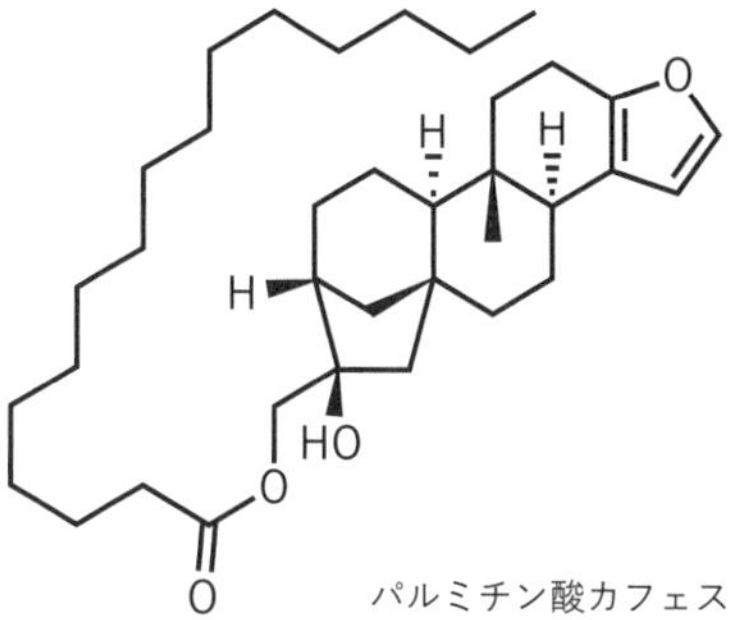

パルミチン酸カフェストール

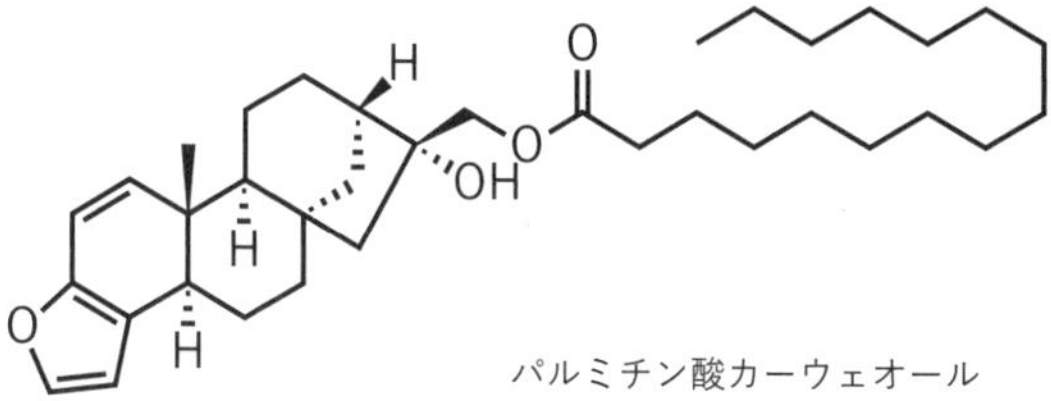

パルミチン酸カーウェオール

　コーヒーは身体に良い成分の宝庫ですが、少ないながら身体に悪い成分も含まれています。

　コーヒーの健康効果を強調する専門家は、良い点ばかりを強調しがちですが、それはフェアな態度ではありません。私はそうした偏《かたよ》った専門家ではありたくありません。

　ここからは、コーヒーに含まれる、身体に悪い成分を説明します。

　その第一がジテルペン群です。

　ジテルペンはコーヒーに含まれる油の成分で、構造の似た多くの成分の総称です。コーヒーに含まれるジテルペンの代表はパルミチン酸カフェストールとパルミチン酸カーウェオールです。これは油ですから、ブラックのコーヒーでもこのジテルペンを含めばカロリーがあります。ジテルペンはコレステロールや中性脂肪を増加させ、動脈硬化も進行させるような影響があると考えられています。

　ジテルペンの多くは紙フィルターで濾過《ろか》されるため、紙フィルターで淹れたコーヒーには少ない一方で、日本で飲まれることは少ないのですが、水から煮たてて上澄みを飲む、トルココーヒーでは非常に多くなります。エスプレッソはその中間くらいになりますが、紙フィルターで淹れたものよりジテルペンは多くなるのです。

　つまり、健康に良いコーヒーの飲み方は、なるべくジテルペンを減らすことなので、紙フィルターがもっとも適しているのです。

① アクリルアミド

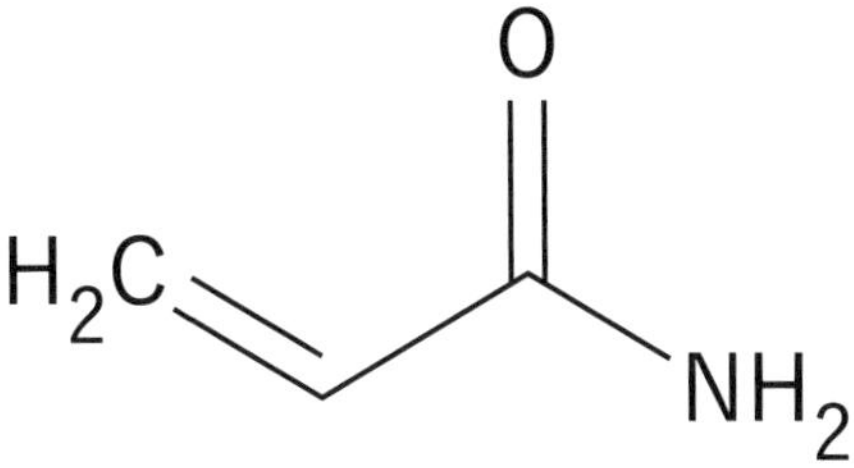

コーヒーは健康に良い成分の宝庫ですが、自然の食品には、必ず発がん物質のような、悪い成分も含まれています。

そして、コーヒーにも複数の発がん物質が含まれています。

その代表の1つはアクリルアミドです。

アクリルアミドは食品に含まれるアミノ酸や糖質を、高温で焼いたり揚げたりすると産生される物質で、発がん物質として知られています。発がん物質というと、とても悪いイメージがありますし、特殊なものであるように思われますが、実際には焼いたり揚げたりする多くの食品の中に含まれているのです。コーヒーも焙煎という工程があるので、このアクリルアミドが少ないながら含まれています。

最近アメリカの活動団体が、コーヒーには発がん物質が含まれていることをメーカーはきちんと表示していない、として訴訟を起こし、2018年の4月に地方の裁判所が表示すべきという判決を下した、というニュースにもなりました。このことから「コーヒーは健康に悪くがんになる」というような報道が一時期見られました。

ただ、これは訴訟大国アメリカならではの、なかば難癖に近いものだと思います。すべての自然の食品には、何らかの発がん物質は含まれているものですが、コーヒーをトータルに考えると、その影響は軽微なものと考えて問題はないと思います。

そうした物質を減らすためにも、コーヒーは紙フィルターを使用して淹れるのが、ベターであるように思います。

04

コーヒーで糖尿病を予防する！

この章のまとめ

糖尿病は、推計で日本に1000万人以上いるとされている国民病です。進行してしまうと完全に治すことはできません。コーヒーには糖尿病の予防効果があることが、110万人以上のデータの解析で証明されています。そのメカニズムは不明ですが、コーヒーに含まれるポリフェノールであるクロロゲン酸が、大きな役割を持っている可能性が高いのです。

01 生活習慣病でもっとも怖い糖尿病

糖尿病はすい臓から出るインスリンというホルモンが不足しているか、その働きが悪いために、血糖値が上昇して、全身の血管が傷《いた》んでしまうという病気です。日本でも推計で1000万人以上の患者がいるとされています。まさに国民病です。

糖尿病にはお子さんの時期に発症してインスリンの注射が必要となる1型糖尿病と、体質と食べ過ぎや運動不足などの生活習慣が原因となり、中年以降で主に発症する2型糖尿病があります。糖尿病の大部分は2型糖尿病です。したがって、糖尿病と言う場合は、通常は2型糖尿病のことを指しています。

以下の解説も基本的には2型糖尿病のことです。

糖尿病は、空腹時の血糖値が126mg／dL以上で、HbA1c（ヘモグロビン・エー・ワン・シー）という検査値が6・5％以上であることで診断されます。その結果が日にちを変えて2回以上同じであれば確実と言えるのです。HbA1cは、過去1～2カ月くらいの血糖値が平均してどのくらいかを示している検査で、この数値が6・0％を超えていると、糖尿病の予備群である可能性が高いのです。

糖尿病が怖いのは症状のないままに進行し、気がついた時には全身の血管が老化して、取り返しのつかない状態になるからです。糖尿病は生活習慣病の代表です。不健康な生活習慣が積み重なることにより進行し、一旦進行した状態になると、元に戻ることはありません。そして、不健康な生活習慣が続いている限り、糖尿病は必ず進行します。

1 怖いのは合併症！

糖尿病の合併症というのは、糖尿病に特徴的な血管の病気のことです。

昔から3大合併症という言葉があり、私も大学の授業では真っ先に教わりました。これは糖尿病に特徴的な網膜症と腎症、そして神経症のことを言います。

網膜症というのは目の後ろ側の網膜という部分の血管に、動脈瘤《どうみゃくりゅう》や出血、異常な血管の増殖などが起こるもので、最初は何も症状はありませんが、網膜が出血を起こして目の中に出血が広がると、目の前が真っ赤になって片目が見えなくなる、というような深刻な症状が急に出現します。現在失明の原因として、もっとも多いのが糖尿病性網膜症です。

腎症というのは、腎臓という血液から尿を作る臓器が糖尿病により侵される状態のことです。尿の検査でタンパクが検出されるのがその最初の兆候です。この時点で血糖値を改善すれば進行しないのですが、放置していると徐々に進行し、慢性腎障害と呼ばれる状態になります。こちらも放置していれば必ず進行し、腎臓の働きがほとんど失われてしまう、腎不全という状態になるのです。末期の腎不全になると、透析をしないと命が維持できなくなります。透析になる原因として、もっとも多いのも糖尿病です。

神経症というのは、末梢《まっしょう》神経という手足の細い神経や、自律神経といって内臓の機能を調節している神経が、糖尿病が原因で生じる異常なタンパク質の影響で、障害されてしまうことにより起こります。初期の症状は手足のしびれや痛み、違和感で、手袋と靴下を着ける場所に起こるのが特徴です。自律神経に病気が起こると、心臓の鼓動の調節が上手《うま》くいかなくなったり、胃腸の働きが悪くなったり、トイレが近くなったり、といった症状が起こります。

この程度のことなら大丈夫と思っていると、神経症はより進行し、足先などの痛みが感じにくくなります。人間は痛みを感じるから危険を回避したり、皮膚が傷ついたことを感じることができるのです。それができなくなると、足を知らぬうちにけがしてしまい、それが化膿《かのう》して大事《おおごと》になることがあります。糖尿病の患者さんでは、足を切断することがありますが、これは足の傷が知らずに化膿して起こることが多いからです。

この3大合併症を今では細小血管合併症と呼んでいます。いずれも小さな細い血管が、糖尿病の影響を受けて生じるからです。

こうした合併症は、糖尿病になってすぐになる訳ではなく、通常糖尿病の状態が10〜15年以上続くことによって起こります。そして、糖尿病になっても、生活改善や薬物治療によって、ＨｂＡ１ｃを７・５％未満にコントロールすることにより、そのリスクを減少させることができます。

糖尿病にはもう１つの血管の合併症があり、それを大血管合併症と呼んでいます。

大血管合併症とはどのようなものなのでしょうか？

⑩ 動脈硬化は糖尿病の最大の合併症！

糖尿病の大血管合併症というのは、糖尿病に特徴的な動脈硬化の進行のことです。糖尿病の患者さんが亡くなる原因は、糖尿病自体ではなく、今では心筋梗塞や脳卒中などの動脈硬化性の病気がもっとも多いのです。

この糖尿病に特有の動脈硬化の進行は、食後の血糖だけが上昇していて、まだ糖尿病の基準には達していないような、境界型糖尿病と呼ばれるような状態でも見られることが知られています。

どんな方法にせよ血糖コントロールを改善してＨｂＡ１ｃを低下させると、細小血管の合併症を減らすことはできますが、動脈硬化の病気の発生を減らすことは少し前までできませんでした。

最近になり、GLP－1アナログ[*1]やSGLT2阻害剤[*2]と呼ばれる糖尿病の新薬が開発され、その臨床試験において、動脈硬化による病気のリスクも、下げることに成功した、という報告があります。

これは糖尿病治療の今後にとても期待を持たせる知見ですが、まだデータは限られていて、確実なものとは言えません。

糖尿病の治療はまだ道半ばなのです。

糖尿病は予防がもっとも大切だ、という理由がそこにあります。

---

*1　GLP－1アナログ：消化管から分泌されるホルモンの注射薬で、低血糖をあまり起こすことなく血糖を低下させる。

*2　SGLT2阻害剤：尿に出るブドウ糖を増やすことにより、血糖を低下させる作用の飲み薬。

1 私と糖尿病

私は大学では糖尿病と内分泌の教室に所属していて、糖尿病の研究をしており、大学院の博士論文はネズミ（ラット）を使ったインスリン分泌についての研究でした。

1年くらい毎日のように、ネズミの解剖をして、すい臓のランゲルハンス島という部分を膨らませて採取し、それを培養液の中に入れると、そこを色々な条件に変えたり、色々な薬を入れたりして、インスリンの反応を比較するような実験をしていたのです。そんな訳で私は研究をしていた時には、随分と何の罪もないネズミの命を研究のために犠牲にしました。もし、ネズミの国の裁判に掛けられれば、私の死刑は間違いありません。

臨床でも糖尿病の患者さんを、専門外来で診察していました。

当時は糖尿病の薬は、ＳＵ（スルホニル尿素）剤という飲み薬とインスリンの注射しかなく、どちらも効果はあるものの、低血糖などの副作用が強く、その治療には難しいさじ加減が必要でした。血糖値が良くなっても、患者さんの健康が取り戻せるかどうかは、手探りの状態でした。

その後新薬が少しずつ開発され、前述のような新しい糖尿病治療薬の出現によって、糖尿病治療は新しい段階に入ったのです。

私が大学の研究室に所属していた当時、毎週のように医局で勉強会を開き、糖尿病の新しい治療や予防の可能性について議論を交わしました。その時、机の上に必ず置かれていたのがブラックコーヒーでした。

コーヒー好きの若手研究者であった私にも、そのコーヒーが将来糖尿病の予防効果を認められるようになるとは、思いもよらないことだったのです。

1 コーヒーが糖尿病を予防する

コーヒーは総死亡のリスクを低下させるとともに、生活習慣病を始めとする多くの病気の予防効果も確認されています。

中でも明確な予防効果が多くの研究で確認されているのが糖尿病です。

2014年の糖尿病の専門誌に掲載された論文によると、これまでの多くの研究に登録された、110万人以上という膨大なデータを解析した結果として、コーヒーをたくさん飲む人ほど、糖尿病（2型糖尿病）になるリスクが低下していました（①）。

つまり、コーヒーには糖尿病の予防効果があるのです。

この論文によると、コーヒーを飲まない場合と比較して、1日3杯飲む人でほぼ2割、5杯飲む人で3割糖尿病になるリスクが低下していました。多く飲むほど効果が高くなるということは、このデータが信頼のおけることを示しているのです。

それを図示したものが次ページの図2です。

この図では縦軸が2型糖尿病になる確率を示しています。コーヒーをまったく飲まない場合を1とすると、1日3杯飲む人は0・8くらいになっています。つまり、糖尿病になる確率が20％低下しているのです。

この研究ではコーヒーはたくさん飲むほど、糖尿病のリスクは低下しています。ただ、他の病気のリスクについては、5杯以上でやや増加している場合もあるので、ト

図2

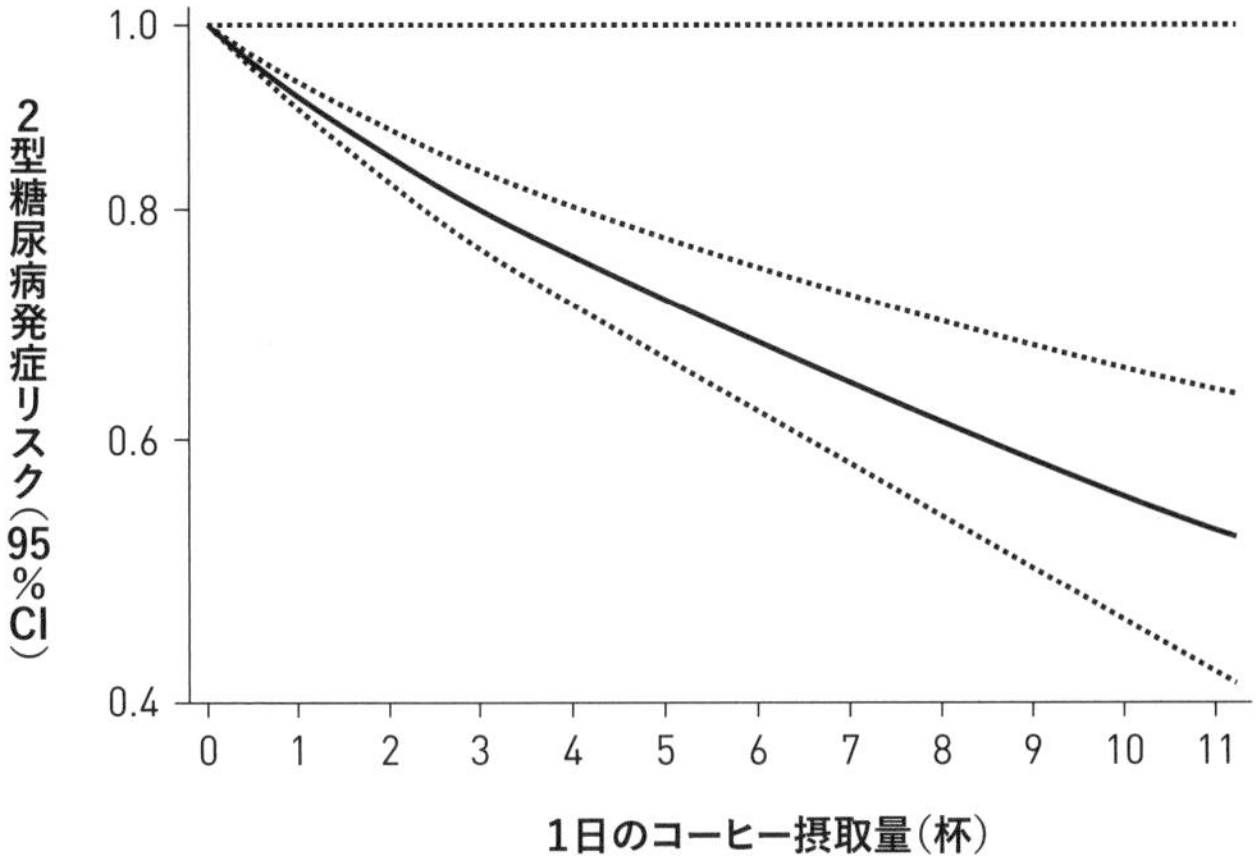

Diabetes Care. 2014 Feb;37(2):569-86. の Figure3 を改変

ータルにはやはり1日3～4杯がバランス的に良いようです。

　手前味噌になりますが、「はじめに」で示した私自身のデータが、ほぼこの研究結果に一致していることを嬉しく思います。

　ここまでの糖尿病予防効果が確認されている薬やサプリメントは他にはありません。つまり、コーヒーは最強の糖尿病予防薬と言って、言い過ぎではないのです。

コーヒーはなぜ糖尿病を予防するのか？

それでは、なぜコーヒーを飲むと糖尿病が予防されるのでしょうか？

カフェインには代謝を促進する作用があるので、それが有効であるという可能性があります。

しかし、先に紹介した糖尿病専門誌の文献では、カフェインをほとんど含まないデカフェのコーヒーでも、通常のコーヒーと同じように、糖尿病の予防効果は確認されています。どうやら、コーヒーの糖尿病予防効果は、カフェインとは別の原因によるものの可能性が高いのです。そこで注目されているのが、コーヒーに含まれるポリフェノールであるクロロゲン酸です。

クロロゲン酸の糖代謝改善効果

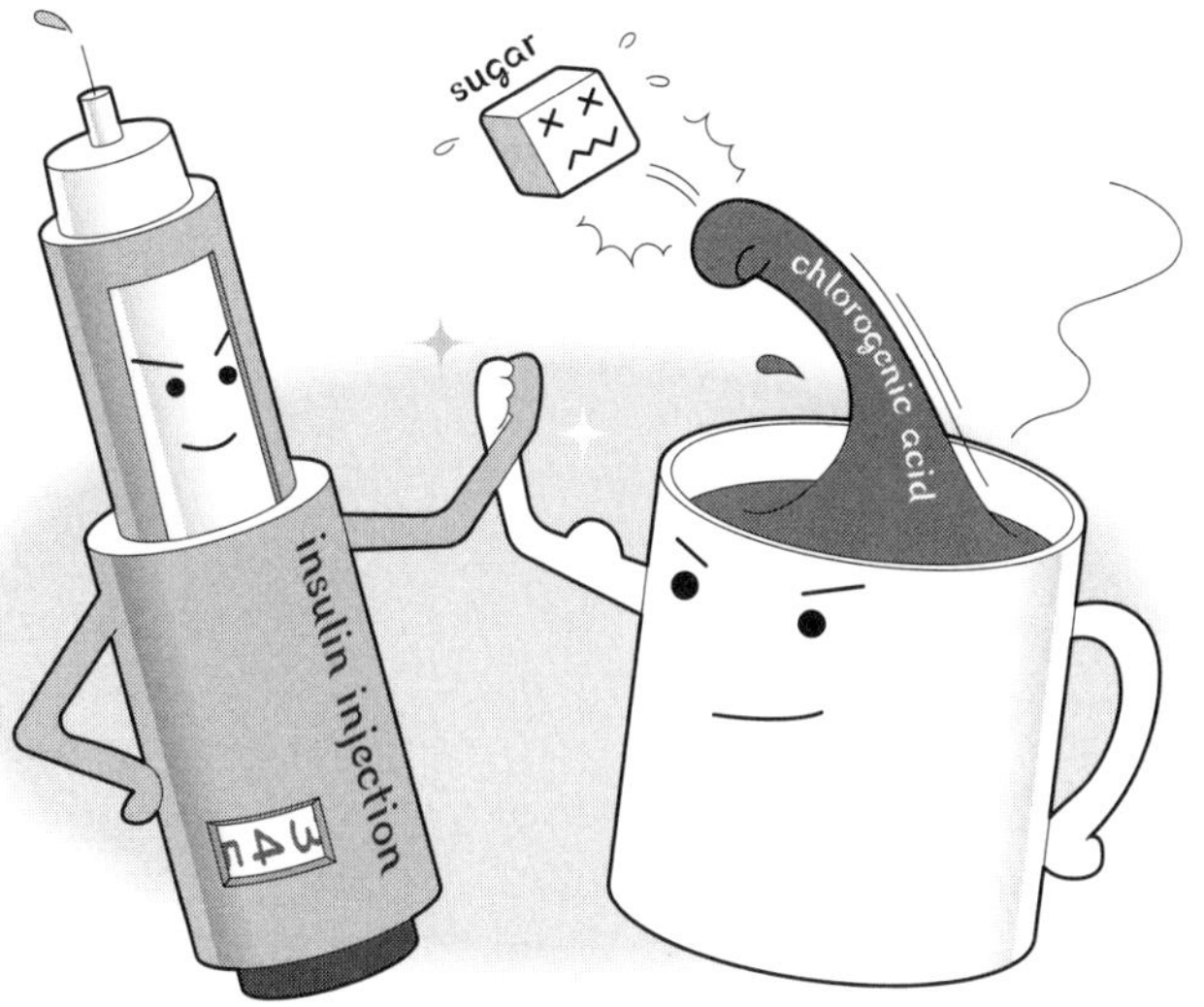

ポリフェノールというのは、植物が酸化から身を守るために作り出した成分のことです。したがって、人間にとっても身体の酸化や老化を予防するような効果があるのです。

クロロゲン酸はコーヒーに含まれるポリフェノールで、強い抗酸化作用と抗炎症作用などを持ち、動脈硬化を予防する成分であることもわかっています。

2018年の栄養学の専門誌に、クロロゲン酸を3カ月間ヒトに飲ませて、血糖値やインスリンの効きなどを、飲まない場合と比較した論文が掲載されています。対象者は30名と少ないのですが、偽薬と比較するという厳密な方法を用いた試験で、信頼性は高いデータです（②）。

それによると、１日にクロロゲン酸を１２００mg使用することにより、血糖値を低下させ、インスリンの効きを良くする効果が見られることが確認されました。

通常のコーヒー１杯に含まれるクロロゲン酸は、多く見積もっても１５０mgくらいですから、量的にはそれよりかなり多いのですが、クロロゲン酸が糖代謝を改善することはほぼ間違いがなく、クロロゲン酸がコーヒーの糖尿病予防効果の、１つの原因であることも、ほぼ間違いがなさそうです。

（参考文献）

① Ding M, Bhupathiraju SN, et al. *Caffeinated and decaffeinated coffee consumption and risk of type 2 diabetes: a systematic review and a dose-response meta-analysis*. Diabetes Care. 2014 Feb;37(2):569-86.

② Zuñiga LY, Aceves-de la Mora MCA, et al. *Effect of Chlorogenic Acid Administration on Glycemic Control, Insulin Secretion, and Insulin Sensitivity in Patients with Impaired Glucose Tolerance*. J Med Food. 2018 May;21(5): 469-473.

05

コーヒーで肝臓病を予防する！

この章のまとめ

コーヒーに肝機能の数値を改善する効果のあることは、1986年から報告されています。その後の多くの研究により、1日3杯のコーヒーを飲むことにより、B型肝炎、C型肝炎、非アルコール性脂肪性肝疾患、アルコール性肝機能障害、胆石症、肝硬変、肝細胞がんといった、ほとんどすべての慢性肝臓病に対する、予防効果と肝機能改善効果が認められているのです。

1 コーヒーは肝臓のスーパー・ドラッグ！

コーヒーには数多くの病気に対する予防効果が認められていますが、その中で糖尿病とともにもっとも研究されているのが、肝臓病に対するコーヒーの効果です。

コーヒーは肝機能の数値を改善させ、B型肝炎、C型肝炎、非アルコール性脂肪性肝疾患（NAFLD）、アルコール性肝機能障害、胆石症など、ほとんどすべての原因による肝機能障害を改善させることが、これまでの多くの研究により確認されています。

コーヒーの肝機能障害改善効果は、特に慢性の肝臓病のある時に強く表れます。

また、肝臓病を持っている患者さんは、コーヒーを1日3杯飲むことにより、肝臓の線維化や肝硬変への進行を予防し、肝細胞がんの発生を予防して、寿命を延ばすような効果のあることも報告されているのです。

肝臓は沈黙の臓器とも呼ばれ、痛みなどの症状のないままに病気が進行することが

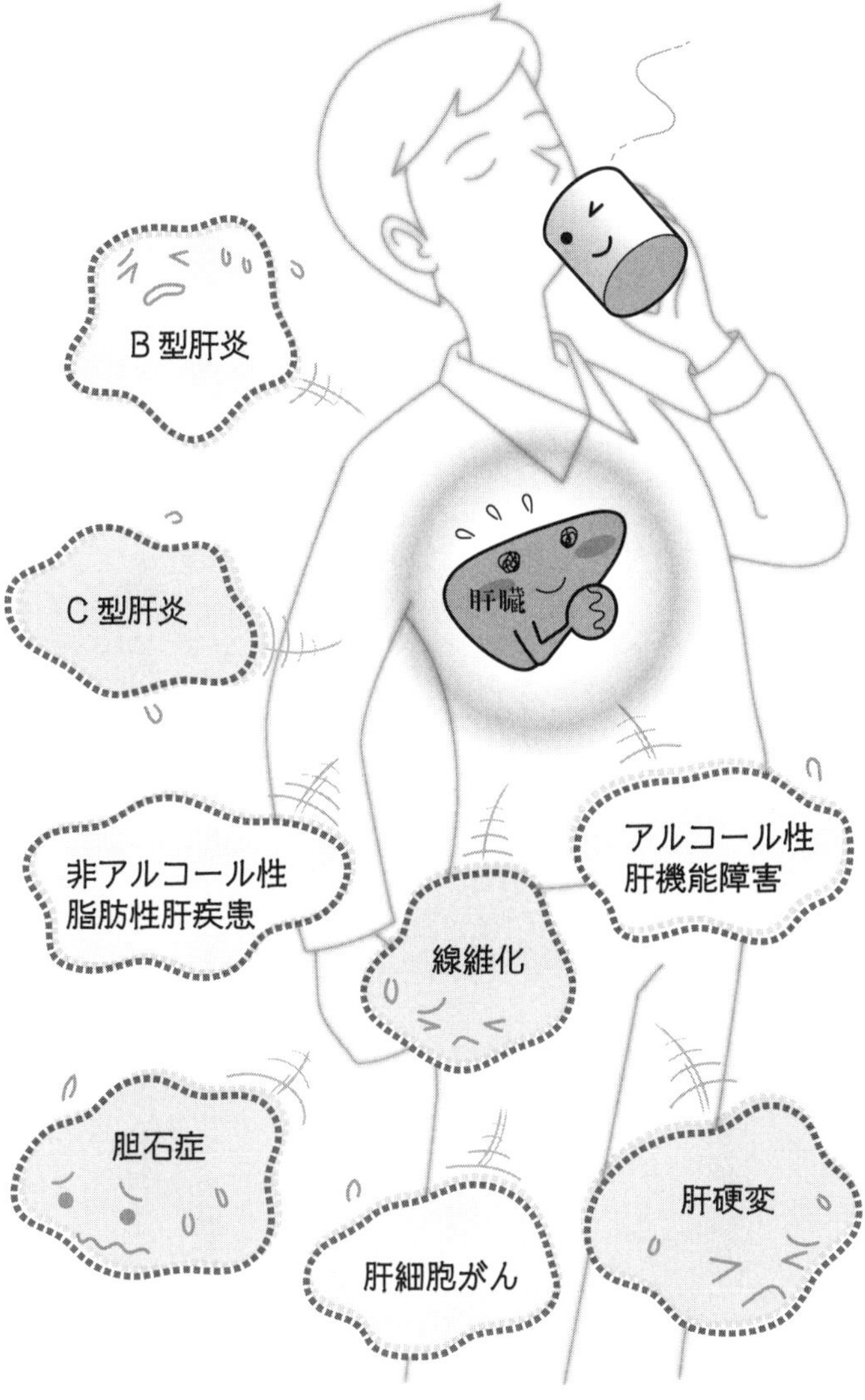
B 型肝炎
C 型肝炎
肝臓
非アルコール性
脂肪性肝疾患
アルコール性
肝機能障害
線維化
胆石症
肝細胞がん
肝硬変

稀《まれ》ではありません。ウイルス肝炎以外の慢性肝臓病に対しては、確実に有効性のある薬は開発されていません。

その意味でほとんどすべての肝臓病に対して、科学的な研究でその有効性が確認されているコーヒーは、通常の薬を超えた、スーパー・ドラッグと言っても過言ではないのです。

肝臓病の専門誌に2016年に掲載された総説論文を元にして、コーヒーと肝臓病との関係をより細かく見てみましょう（①）。

① 肝機能の数値を改善するコーヒーの効果

皆さんの中には健康診断を受けて、「肝臓の数値に異常がある」という指摘を受けた方がいると思います。これはコレステロール値などと並んで、健康診断ではもっとも異常の比率の多い検査なのです。

通常の健康診断で必ず行う肝機能の血液検査は、GOT（AST）とGPT

（ＡＬＴ）、そしてγ－ＧＴＰの3種類です。ＧＯＴとＡＳＴ、ＧＰＴとＡＬＴというのは同じ検査ですが、国際的な呼び名の変更などがあった関係で、両方の名前を使用しています。肝機能が悪くなったり、肝臓の細胞が炎症などで破壊されると、この3つの数値はすべて高くなります。ただ、ＧＰＴ（ＡＬＴ）が、ほぼ肝臓の病気のみで数値が増加する検査であるのに対して、ＧＯＴ（ＡＳＴ）は、心筋梗塞や筋肉の病気など、肝臓以外の病気の時にも増加するので、その点には注意が必要です。γ－ＧＴＰは胆道系酵素と呼ばれる検査値の1つで、肝臓そのものの異常以外に、胆石症や、すい臓の病気などでも増加します。また、お酒を飲む人で増加しやすいことも特徴です。この数値のうち1つ以上が基準値より上昇している時に、肝機能の異常を疑うのです。

通常この検査値はいずれも高いほど肝機能が悪いということを意味しています。ただ、肝硬変と言って肝臓が線維化して硬くなったような状態では、壊れる肝臓の細胞も少なくなるので、見かけ上数値が改善することがあります。したがって、その患者さんの全身状態を確認した上で、数値の評価を行う必要があるのです。

さて、1986年に論文が発表された、ノルウェーで行われた臨床研究の中で、γ－GTPがコーヒーを飲む人では低い、という結果が報告されました。北欧はコーヒーをたくさん飲む地域として有名です。これがもっとも早い、コーヒーの肝障害改善効果についての研究結果でした。

その後数多くの疫学データが報告され、いずれもコーヒーを飲む人では、肝機能の3つの数値が低い、という結果が得られています。報告されている国は日本を含め、イタリア、メキシコ、アメリカと多岐にわたっています。そして、もう1つ特徴的なことは、肝臓に病気がある人で、コーヒーの肝機能改善効果はより高くなる、ということです。

11 胆石症を予防するコーヒーの効果

胆石症とは、肝臓で作られて胆のうという袋に溜められ、小腸に分泌される胆汁という成分の一部が、固まって胆のうの中に溜まったり、胆汁が通る胆管という管に詰まることです。

胆汁は脂肪を分解したり、身体に必要な成分を循環させたり、腸内の状態を健康に保つなど、多くの働きを持っています。便が茶色いのも胆汁の働きです。

しかし、胆汁に含まれているカルシウムやコレステロールなどの脂肪分が塊《かたまり》を作りやすく、胆汁の流れが悪かったり、固まりやすい成分が多いと、胆汁成分の塊ができます。それが胆石症です。胆石はその中身によって、コレステロール結石とビリルビン・カルシウム結石などに分類されます。もっとも多いのはコレステロール結石で、これは身体にコレステロールが多いことと関係が深いので、胆石症はメタボの一種でもあるのです。

胆汁がスムーズに流れていれば、胆石はあっても症状は特にありませんが、胆石が胆のうの出口に詰まったり、胆管という管に詰まったりすると、食後に激しい腹痛が起こります。これが「胆石発作」です。

実はコーヒーには胆石発作の予防効果のあることが、複数の研究により報告されています。

2019年の内科学の専門誌に掲載された論文によると、デンマークでの研究により、コーヒーを多く飲む人ほど、胆石発作のリスクは低下していました。その効果は1日3杯以上で明確になっていて、1日6杯以上では23%の低下となっていました。デンマークはコーヒーをたくさん飲む国なのです。この論文では遺伝子解析の手法を用いて、コーヒーを飲むこと自体が胆石発作リスク低下の原因であることを確認しています。

それでは、なぜ胆石発作がコーヒーで予防されるのでしょうか？

これは正確には不明ですが、コーヒーの成分に胆のうの働きを活発にして、胆汁の排泄を促すような働きがあり、それが関係しているのではないか、と考えられています。

1 慢性ウイルス肝炎に対するコーヒーの効果

慢性ウイルス肝炎というのは、肝臓の細胞の中で慢性の感染を起こすウイルスによる病気のことで、その代表はB型肝炎ウイルスとC型肝炎ウイルスによる慢性肝炎です。この2つのウイルスはC型肝炎は主に血液を、B型肝炎は血液や精液を介して感染を起こし、慢性化すると長期間にわたって肝臓の細胞が炎症を起こす、慢性肝炎という状態が持続します。長く有効な治療法のない難病でしたが、最近では有効性が高く副作用の少ない抗ウイルス剤が開発され、飲み薬で治る病気になりつつあります。それでも、治療には長い時間や高い医療費が掛かりますし、ある程度肝炎が進行してしまうと、肝臓がんの危険性や肝硬変の危険性は高まります。

この慢性B型肝炎、慢性C型肝炎のいずれにおいても、コーヒーにはその改善効果があることがわかっています。

コーヒーの成分は基礎的な実験において、B型肝炎ウイルスの増殖を抑えることが報告されています。

より臨床的なデータが豊富であるのはC型肝炎です。インターフェロンなどで治療を行ったC型肝炎の臨床試験を解析したところ、コーヒーを飲む習慣のある人は飲まない人と比較して、肝臓の線維化や肝硬変が少なくなっていました。コーヒーの主成分の1つであるカフェインには、C型肝炎ウイルスの増殖を抑えるような効果も報告されています。

その後の多くの研究においても同様の結果が得られていることから、コーヒーを飲むことがC型肝炎の進行予防に繫がっていることは、ほぼ間違いのない知見であるのです。

コーヒーと非アルコール性脂肪性肝疾患（NAFLD）

肝機能障害が命に関わるのは、肝硬変や肝臓がんになった場合で、その原因としては前述のB型肝炎やC型肝炎による慢性肝炎や、アルコール性肝機能障害が知られています。

ただ、最近それ以外で注目されているのが、アルコールを飲まないのに脂肪肝や脂肪肝炎を発症し、中には肝硬変に至り肝臓がんを合併することもある、非アルコール性脂肪性肝疾患（NAFLD）という病気です。

脂肪肝と言うのは肝臓の中に中性脂肪がたくさん溜まって、肝臓が腫れた状態のことです。その原因は主にアルコールの過剰摂取と肥満というのが昔は定説でした。脂肪肝は良性の病気で、肝機能が少し高くなることはあっても、それは禁酒や節酒、ダイエットにより改善し、肝硬変や肝臓がんの原因になることはない、というのが以前の考え方であったのです。

ところが……。

アルコールを飲まなくても生じるような脂肪肝があり、慢性肝炎の状態が持続して、慢性ウイルス肝炎と同じように、肝硬変や肝臓がんになる危険性が高まる場合もあることが確認されたのです。

アルコールを飲まなくても生じる脂肪肝が前述した非アルコール性脂肪性肝疾患（NAFLD）で、NAFLDのうち、肝臓の組織に通常の脂肪肝とは別個の所見を持ち、進行性で肝硬変などのリスクの高い脂肪肝炎の状態を、特にNASH（非アルコール性脂肪肝炎）と呼んでいます。

つまり、NAFLDのうち重症で進行した状態がNASHなのです。

そのメカニズムは内臓脂肪が溜まることと関係がありますから、肥満や糖尿病とも関連の深い病態です。専門家によっては、メタボの1つと言う人もいるほどです。

この脂肪肝や脂肪肝炎に対しても、その有効性が確認されているのがコーヒーです。ネズミ（ラット）を使った動物実験において、コーヒーは肝臓の炎症を抑え、脂肪の沈着を改善して、脂肪肝を元に戻すような働きのあることが報告されています。臨床的な研究においても、コーヒーを飲む人では脂肪肝の程度が軽く、肝臓の線維化も抑制されることが複数の研究において確認されています。

現時点でNAFLDに対する有効な治療薬がないことを考えると、このコーヒーの効果は画期的なものと言って良いのです。

肝硬変と肝臓がんに対するコーヒーの予防効果

肝臓の病気を治療するのは、その進行した状態の肝硬変が命を奪う病気であるためと、その肝硬変から高率に発生するがんのためです。

肝硬変というのは、言葉の通り肝臓が硬くなってしまうことです。肝臓の細胞に炎症が起こり、細胞が壊れるような状態が長く続くと、傷がかさぶたになるように、肝臓の細胞が硬い線維に変わってしまい、それが増殖することで、次第に正常な肝臓の細胞は減ってしまうのです。正常な肝臓の細胞の数が少なくなって、肝臓が正常な働きをしなくなってしまうことを肝不全と言います。

肝硬変は肝不全の原因なのです。

肝臓は身体に必要なアルブミンなどのタンパク質を作っていて、肝不全になるとそれが作れなくなるので、血液中のタンパク質量は低下して身体はむくんでしまいます。お腹に水が溜まり、食道には静脈瘤というこぶができて、そこから出血すると吐血して命の危険が生じます。肝臓の解毒作用も失われるので、けいれんや意識障害などの重い症状も起こるのです。

コーヒーのみで肝不全を予防できる訳ではもちろんありませんが、コーヒーには肝臓の線維化を予防するような働きがあることが知られています。

臨床データをまとめて解析した２０１５年の論文によると、コーヒーを飲むことにより、肝臓の線維化の危険性が27％、肝硬変になる危険性が39％、それぞれ低下したという結果が報告されています。

コーヒーを飲むだけで、肝硬変のリスクが4割近くも低下しているのです。これだけ肝硬変の予防効果のある薬は、医療薬を含めても他にはありません。

肝硬変の状態で増加するのが肝臓がん（肝細胞がん）です。

この肝臓がん予防にも、コーヒーは大きな効果が認められています。

2013年にそれまでの臨床データをまとめて解析した論文によると、コーヒーを飲むことにより、肝臓がんのリスクは4割低下したという結果になっています。1日3杯以上のコーヒーを飲むことにより、その効果はより高く、肝臓がんを56%も減らしていたのです。

1日3杯のコーヒーを飲むことは、現時点で最強の肝臓病予防法と言っても決して言い過ぎではないのです。

（参考文献）

① Wadhawan M, Anand AC. *Coffee and Liver Disease*. J Clin Exp Hepatol. 2016 Mar;6(1):40-6.

06

コーヒーの心臓に対する効果を考える

この章のまとめ

コーヒーの心臓への効果には2つの側面があります。メタボの改善効果は心臓病の予防にも良い影響を与えますし、脈拍は長期的にはむしろ低下させます。ただ、カフェインの代謝が体質的に低下していると、コーヒーの飲み過ぎが心臓に負担を掛ける可能性もあります。それでも、概ね1日3杯までのコーヒーは、心臓に悪い影響は与えないと、考えて良いようです。

1 コーヒーと心臓との関係

コーヒーは動脈硬化に関連する病気のリスクを、トータルで低下させることは間違いありません。今まで紹介したように、多くの信頼のおける研究により、それは証明されている事実なのです。

ただ、急性心筋梗塞や狭心症などの心臓病に限って言うと、そこまで明確なことはわかっていません。少し前までコーヒーは心臓に悪いと多くの専門家に信じられていましたし、一般の方の多くもそのように考えていました。

コーヒーに含まれる生理活性物質の代表であるカフェインには、交感神経の刺激作用があり、血圧も短期的には上昇させますし、不整脈の誘発作用などもあって、心臓には良くないという考え方があったからです。実際にコーヒーをたくさん飲むと急性心筋梗塞のリスクが増加する、という疫学データも複数存在していました。ただ、その一方で有意な関連はない、というデータもまた複数存在していたのです。

コーヒーは心臓に良いのでしょうか、悪いのでしょうか？

1 カフェインの代謝と心臓との関係

コーヒーに含まれているカフェインが問題なのでしょうか？

体内に入ったカフェインは、肝臓でＣＹＰ１Ａ２（シップ・ワン・エー・ツー）という酵素によって分解されます。その酵素にはいくつかのタイプがあって、分解を活発にするタイプであれば早く分解され、逆に分解を遅くするタイプであれば、それだけ血液のカフェイン濃度は増加する、ということになります。

ちょっと専門的な話になりましたが、要するに、同じ量のコーヒーを飲んでいても、それによるカフェインの影響は、その人の酵素のタイプによって大きく異なる可能性があるのです。

２００６年の「ジャマ（ＪＡＭＡ）」というアメリカの医師会の医学誌に、カフェインの代謝と心筋梗塞のリスクについての論文が掲載されています（①）。

ここでは、コスタリカの住民を対象として、初回の急性心筋梗塞を起こした2014例を、年齢や性別などをマッチさせた2014例のコントロールと比較して、コーヒーの摂取量とCYP1A2のタイプとに分けて解析を行っています。

その結果、心筋梗塞を起こした事例の54％は、カフェインの代謝酵素の働きが低いタイプで、このタイプの対象者のみを解析すると、コーヒーを多く飲むほど心筋梗塞を新しく起こすリスクは増加していました。

コーヒーをほとんど飲まない人と比較して、4杯以上飲む人は心筋梗塞のリスクが、1・64倍有意に増加していました。しかし、これを酵素の働きが強いタイプの人だけで解析すると、そうしたリスクの増加は見られませんでした。

つまり、1日に3〜4杯程度のコーヒーでリスクが増加するのは、カフェイン濃度が増加しやすい代謝酵素の働きが低い人に限った現象である可能性が高い、という結果です。

最近では心血管疾患のリスクも、コーヒーを飲む人の方がむしろ低下する、という報告が多いのですが、代謝酵素の働き方によってはそうでない可能性もあり、こうした個人差にも、充分注意を払う必要があることを示した点で、意義のある結果であるように思います。

① コーヒーと脈拍との関係

心臓病のリスクの1つとして脈拍数があります。

安静時の脈の数が多いことは、高血圧や血管の病気を増やすことが報告されています。

つまり、健康のためには脈拍はあまり速くない方がいいのです。

コーヒーにはカフェインが含まれていて、カフェインには交感神経の刺激作用がありますから、普通に考えるとコーヒーを飲めば脈拍は速くなりそうです。

実際のところはどうなのでしょうか？

2019年の心臓血管病の専門誌に、日本の久留米大学の研究者らによる、この問題についての研究結果が発表されています（②）。

久留米市で住民検診を受けた1902人を15年間観察したデータを解析したところ、まず総死亡のリスクについては、コーヒーを多く飲むほど死亡のリスクも低いという結果が得られました。これは、コーヒーの健康長寿効果として、他の多くの臨床データとも一致した結果です。

そこでコーヒーを飲む量と、安静時の脈拍数との関係を調べたところ、コーヒーを飲む量が多い人ほど、脈拍数は低下していました。

当初の予想とは反対の結果です。

そして、コーヒーを飲む量がもっとも少ない群では、脈拍が速いことにより死亡リスクが倍以上になっていましたが、コーヒーを多く飲んでいる群では、脈拍が増えても死亡リスクは増加していませんでした（脈拍が1分間に70回を超える群と55回以下の群との比較）。

コーヒーには多くの健康への良い影響があり、その1つとして脈拍を低下させる作用がありそうだ、という結果です。

それではなぜ、コーヒーを飲むと脈拍が低下するのでしょうか？

カフェインは短期的には確かに交感神経を刺激して脈拍を増やしますが、毎日少しずつ摂取していると、むしろ血管を拡張する作用が安定して、脈拍も下がる方向に働くのでは、という推測があります。またコーヒーに含まれるクロロゲン酸など他の生理活性物質が、脈拍低下に有効に働いている、という仮説もあります。コーヒーの香りなどが持つリラックス効果が、脈拍を低下させているという考えも可能です。

このように、現状いくつかの仮説はあるものの、その真偽は現時点では不明です。

ただ、コーヒーを飲んでいると脈が増えるというのは、少なくとも長期的には俗説である可能性が高く、脈拍が少し速い方でも、心配なく飲んでいただいて良いようです。

1 コーヒーは不整脈には危険？

コーヒーに含まれるカフェインは心臓を刺激するので、不整脈を起こりやすくするのではないか、という恐れが以前から指摘されています。

不整脈にも色々な種類がありますが、その中でも非常に多く、身体への影響が大きいのが心房細動《しんぼうさいどう》という不整脈です。

心房細動は心房がけいれんのように小刻みに収縮して、脈拍が乱れた状態が続く不整脈で、これは海外のデータですが、75歳までに人口の10%はこの不整脈を発症すると報告されています。

この不整脈が続くと心臓の中に血の塊である血栓《けっせん》ができやすくなり、それが心臓から飛び出して脳の血管に詰まると、脳塞栓《のうそくせん》というタイプの脳梗塞の発作が起こります。心房細動による脳梗塞は重症になりやすいという特徴があります。有名なプロ野球の元監督や、サッカー日本代表の元監督も、この心房細動による脳梗塞だったのだと聞いています。

それ以外に心不全などのリスクも増加し、血が固まりにくくなる抗凝固剤という薬を使用して脳梗塞を予防していても、総死亡のリスクは心房細動がない場合の、2倍に増加すると報告されています。また命に関わることはなくても、不整脈発作時の動悸や息切れなどの症状は、人によってはかなり不快なもので、日常生活にも大きな制限が生じることも稀ではありません。

心房細動の治療としては、不整脈を電気ショックなどの方法で元に戻すことと、抗凝固剤や抗不整脈剤を使用する内服治療があります。また、最近では不整脈の原因となっている部分を、カテーテルを利用して焼却する、カテーテルアブレーションと呼ばれる侵襲的（身体を傷つけるような）な治療が、広く行われるようになっています。

それでも、こうした治療の効果は万全とは言えず、一旦治療により不整脈がなくなっても、再発することも稀ではないのです。

この心房細動の発作が、カフェインで誘発されるのでは、という考え方は以前からあり、そのためカフェインを含む飲み物は、不整脈の患者さんでは禁止されることが通常です。

しかし、その根拠となるデータはそれほど確かなものではなく、その内容も、カフェインと不整脈との関連を疑わせる研究結果がある一方で、無関係とするデータもあって一定していません。

2019年の「ジャーナル・オブ・ジ・アメリカン・ハート・アソシエーション

（Journal of the American Heart Association）」という心臓病の専門誌に、医療従事者の大規模なデータを解析して、この問題を検証した最新の論文が掲載されています（③）。

アメリカの男性医師1万8960人を中間値で9年間経過観察したところ、コーヒーを飲まない人と比較して、1日1杯飲む人は15%、1日2〜3杯飲む人は14%、心房細動を起こすリスクは低下していました。1日4杯以上飲む人では、そのリスクの低下は有意ではなくなっていました。

このように、カフェインが不整脈に無害とは言い切れませんが、少なくとも1日3杯程度のコーヒーを飲む習慣は、そのリスクを高めることはない、そう考えて問題はないようです。

7 コーヒーで弁膜症が増える？

ここまでコーヒーは心臓にも良さそうだ、というデータを主にお話ししました。ほ

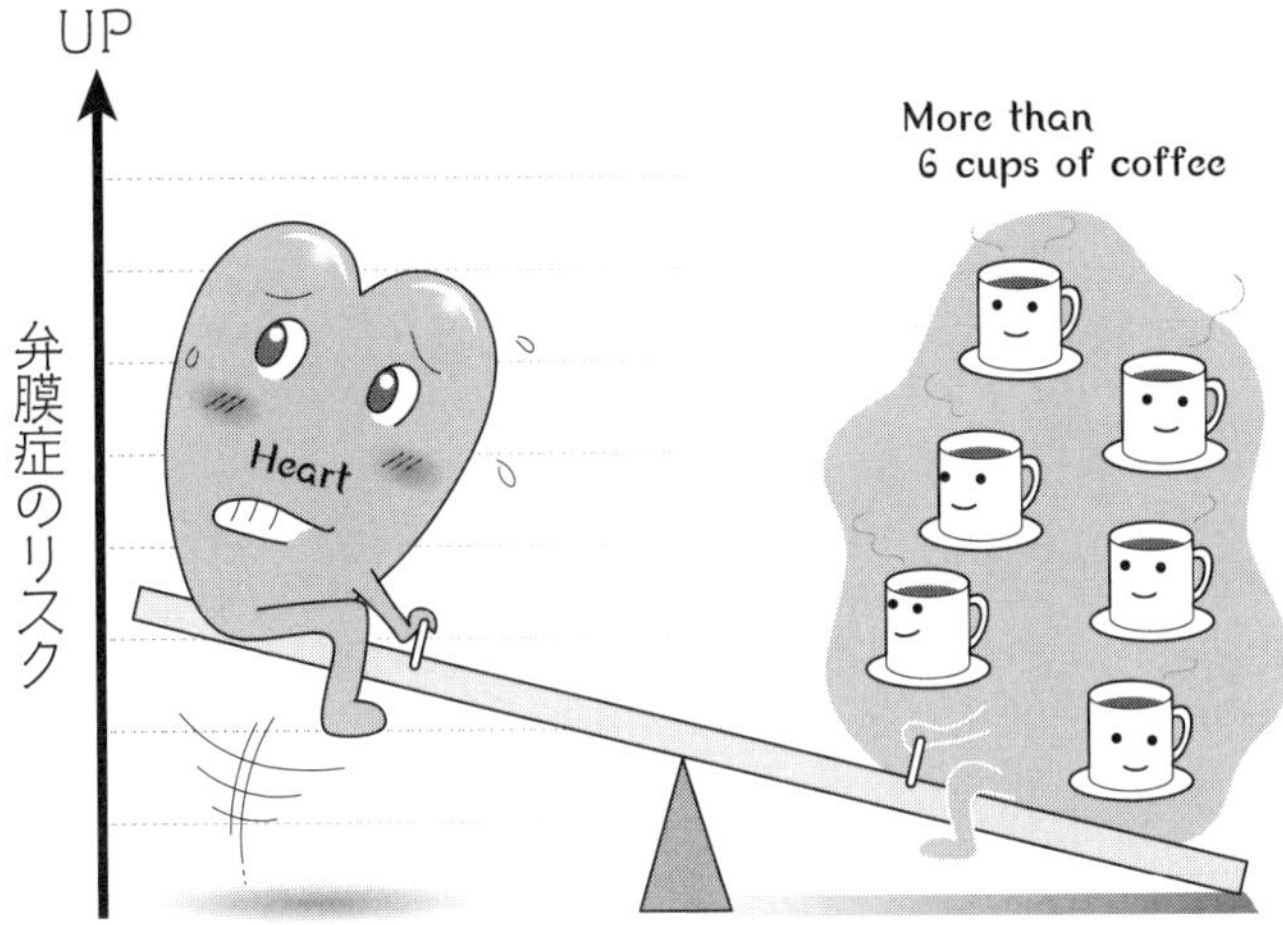

ぼコーヒーは心臓に悪影響を与えない、と言って良いのですが、少し気になる結果が、2018年の栄養と心臓病の専門誌に掲載されています（④）。

スウェーデンで7万人を超える住民を、平均で15年以上という長期間観察した結果によると、大動脈弁《べん》狭《きょう》窄《さく》症《しょう》という、主に加齢によって発生する弁膜症のリスクが、コーヒーをよく飲む人ほど高くなっていたのです。

ただ、明確にそのリスクが増加しているのは、1日6杯以上のコーヒーを飲んでいる人だけで、私が推奨している、1日3〜4杯くらいまでの摂取量では、それほど明確な増加は見られていません。

コーヒーを飲む量は、やはり4杯を超えないくらい、と考えていた方が良いようです。

（参考文献）

① Cornelis MC, EL-Sohemy A, et al. *Coffee, CYP1A2 genotype, and risk of myocardial infarction.* JAMA. 2006 Mar 8; 295(10):1135-41.

② Nohara-shitama Y, Adachi H, et al. *Habitual coffee intake reduces all-cause mortality by decreasing heart rate.* Heart Vessels. 2019 Nov;34(11): 1823-1829.

③ Bodar V, Chen J, et al. *Coffee Consumption and Risk of Atrial Fibrillation in the Physicians' Health Study.* J Am Heart Assoc. 2019 Aug 6;8(15): e011346.

④ Larsson SC, Wolk A, et al. *Coffee consumption and risk of aortic valve stenosis: A prospective study.* Nutr Metab Cardiovasc Dis. 2018 Aug;28(8):803-807.

07

コーヒーでがんを予防する！

この章のまとめ

がんはトータルには、コーヒーによる予防効果が認められ、特に肝臓がんと子宮体がんについては確実と言って良いのですが、一方で小児の白血病の一部や膀胱がんは、コーヒーを飲む人の方が多い、というデータもあります。お子さんや血尿のあるような人のコーヒーの摂取は、慎重に考えた方が良さそうです。

01 一筋縄ではいかないコーヒーとがんとの関係

コーヒーは多くの病気のリスクを低下させ、寿命も延ばすような効果が確認されています。

しかし、がんのリスクについてはそれほど明確にはなっていません。

まだコーヒーの健康効果が確認される前には、コーヒーを飲む人は膀胱《ぼうこう》がんのリスクが高い、という報告が複数認められています。

膀胱がんというのは、下腹部で尿を溜めている袋のような部分である膀胱の、内側の粘膜から起こるがんで、70歳代くらいの男性に多いという特徴があります。喫煙がその大きなリスクとなることが知られていて、それ以外にアニリン、ベンジン、ナフチルアミンなどの化学物質を使用する職業でも起こりやすいことがわかっています。

その症状は突然起こる血尿で、文字通りおしっこが真っ赤になり、痛みはなく、一時的で元に戻る、というのが典型的な経過です。

突然の血尿の症状があると、医者は膀胱がんを疑い、尿の細胞診やお腹の超音波検査をします。尿の細胞診というのは、尿にがん細胞がないかどうかを調べる検査で、お腹の超音波検査はおしっこをたくさん溜めた膀胱を超音波で観察し、膀胱の粘膜から飛び出したしこりのような部分を見つけるための検査です。

こうした検査でがんの疑いがあると、膀胱鏡という検査で膀胱の中を直接観察して、場合によっては組織を採り、膀胱がんを診断するのです。

その治療は粘膜の表面に生じるがんであれば、専用の内視鏡でがんを切除する手術が行われ、より進行したがんであれば膀胱を切除して、腸の一部を膀胱に作り替えるようなより大きな手術が行われます。補助的に化学療法や放射線療法が行われることもあります。

多くの化学物質が膀胱がんのリスクになりますから、コーヒーにもそうした可能性はあるのですが、以前コーヒーをたくさん飲んでいた人は、喫煙者が多く、不健康な生活をしていた人も多かったので、そうした他の環境の影響が、このような結果になったという可能性も高いのです。

その一方でトータルながんのリスクはコーヒーを飲む人で低い、という報告もあり、また、肝臓がんについては、コーヒーを飲む人でリスクが低かった、という報告も複数発表されていいます。

つまり、がんを一括りにして、コーヒーが良いとか悪いとか言うのは、あまり賢明なことではないようです。

1 コーヒーの胃がん予防効果

胃がんは日本を含むアジア圏に多いがんで、その原因としては胃粘膜に感染する、ヘリコバクター・ピロリ菌という細菌の持続感染が、大きな役割を果たしていることがわかっています。ピロリ菌の感染が続くことにより、萎縮性胃炎という変化が生じ、それが進行して胃粘膜が腸の粘膜のように変化する、腸上皮化生という状態になると、そこから高率に胃がんが発生するのです。

そのため、成人でピロリ菌感染が検査で陽性となった場合には、原則として除菌治療が考慮されます。

ピロリ菌感染が胃がんの最大のリスクであることは間違いがありませんが、それ以外に塩分の多い塩辛い食事もそのリスクであることが報告されています。

それでは、コーヒーと胃がんとの関係はどうなのでしょうか？

2014年のがん研究の専門誌に掲載されたシンガポールの研究によると、女性においてはコーヒーを飲む人の方が、飲まない人より胃がんのリスクが低い傾向が認められました。ただ、統計的に有意であったのは、1日1杯のコーヒーを飲む人だけで、この場合、胃がんのリスクは34％有意に低下していました。他の病気の予防効果が明確な1日3杯のコーヒーでは、胃がんリスクが低下する傾向はあったものの、データはばらつきが大きく、有意ではありませんでした（①）。

コーヒーは胃がんに悪くはないのですが、はっきり予防効果がある、とまでは言えないようです。

1 2020年の最新研究

2020年の「ビーエムシー・キャンサー（BMC Cancer）」というがんの専門誌に、これまでのコーヒーとがんについての臨床データを、まとめて解析した総まとめ的な論文が掲載されました（②）。

それによると、肝臓がんと子宮体がん（子宮内膜がん）については、コーヒーをたくさん飲む人ほどそのリスクが低い、という関係が認められました。

要するに、コーヒーには肝臓がんと子宮体がんの予防効果が認められたのです。

その一方でそれ以外のがんについては断定的なことは言えず、小児の急性リンパ性白血病と膀胱がんについては、コーヒーを多く飲むことによって、がんが増加するという傾向が認められました。

つまり、コーヒーとがんの関係は単純ではなく、個別のがんでも傾向の違いがあるようです。

お子さんや血尿のあるような人は、コーヒーを飲むことには慎重になった方が良さそうです。

（参考文献）
① Ainsile-Waldman CE, Koh WP, et al. *Coffee intake and gastric cancer risk: the Singapore Chinese health study*. Cancer Epidemiol Biomarkers Prev. 2014 Apr;23(4):638-47.
② Zhao LG, Li ZY, et al. *Coffee drinking and cancer risk: an umbrella review of meta-analyses of observational studies*. BMC Cancer. 2020 Feb 5;20(1):101.

08

コーヒーは骨を強くする！

この章のまとめ

コーヒーに含まれるカフェインはカルシウムを身体の外に出す働きがあるので、コーヒーは骨には悪い、というのが以前の考え方でした。しかし、最近のアジアの研究では、コーヒーに含まれるカフェイン以外の成分が骨の健康を守り、骨そしょう症の予防に働くことが相次いで報告されているのです。

コーヒーは骨そしょう症の原因？

多くの病気の予防に繋がるコーヒーですが、骨の健康については最近まで意見は割れていました。

第1章で紹介したコーヒーの効果を調べた2017年の論文では、閉経後の女性において、コーヒーをたくさん飲むことが骨折のリスクを高める可能性がある、と指摘されているからです。

なぜコーヒーは骨折の原因になるのでしょうか？

それを説明するには、まず骨そしょう症という病気について説明する必要があります。

高齢女性の大敵、骨そしょう症！

骨そしょう症というのは、身体を支えている骨がもろくなり、骨折の危険性が高い状態のことです。

骨はカルシウムやリン酸、マグネシウムなどのミネラルと、コラーゲン繊維というタンパク質からできています。コラーゲン繊維が骨組みで、カルシウムなどのミネラル分が、壁や天井などのようにそこを覆っているのです。

皆さんは健康診断や人間ドックなどで、骨量を測定したことがあると思います。この骨量というのは骨塩量のことで、骨に含まれるカルシウムなどのミネラル分の量のことを示しています。この骨に含まれるミネラルの量は、誰でも20歳代くらいで一番多くなり、それからは年齢とともに徐々に減少していきます。

骨はただの硬い塊と思われがちですが、骨にひびが入っても、時間が経つとそのひびが元通りになるように、骨は皮膚の細胞と同じように生きていて、常に作ったり壊したりを繰り返しているのです。骨には骨芽《こつが》細胞という骨を作る細胞と、破骨《はこつ》細胞という骨を壊す細胞があって、お互いに連絡を取りながら、古い骨を壊し、新しい骨を作ることによって、骨の健康を保っているのです。副甲状腺ホルモンやカルシトニン、女性ホルモンなどのホルモンや、ビタミンD、ビタミンKなどのビタミンは、そうした骨の作り替えの作業の調節を行っているのです。確かに骨のミネラル量は年齢とともに減少していきますが、一定のバランスで骨の作り替えが進行している限り、急激に骨がもろくなるようなことは起こりません。

しかし、骨の健康に重要なビタミンDが上手く働かない骨軟化症《こつなんかしょう》という病気や、骨を壊す働きを持つホルモンが過剰に分泌される、副甲状腺機能亢進症《こうしんしょう》という病気などがあると、骨の量は急激に減少して、骨折が起こりやすくなります。

そして、病気ではないのですが、骨量が急激に減少することがあります。それが女性の閉経です。

閉経することで女性ホルモンが急激に減少します。女性ホルモンは骨が壊れるのを抑えるような働きを持っているので、それが急激に減ることによって、閉経後の数年間に、骨量は急激に減少します。

もちろん骨の強度や骨折のしやすさは、骨量のみで決まるものではありません。骨の強度はコラーゲン繊維が大きな働きをしていますが、その強度は骨量ではわからないからです。

しかし、若い年齢での骨量より、計算上6割以下に低下すると、骨折の危険性が明確に増すことがわかっているので、それを超えて骨量が低下した状態のことを、骨そしょう症と呼んでいるのです。

高齢者の寝たきりの原因として、脳卒中などの病気とともに多いのが、骨折です。骨折予防は、寝たきりの予防という意味で、健康長寿のためにはとても重要なことなのです。

それではなぜ、コーヒーは骨そしょう症の危険を高めると考えられていたのでしょうか？

① コーヒーが骨そしょう症を進行させる？

コーヒーと骨そしょう症との関係は、主にカフェインとの関連で説明されています。

コーヒーに含まれるカフェインには、カルシウムの吸収を抑え、尿や便からのカルシウムの排泄を増やすような働きがあると報告されています。

閉経後の女性では骨のカルシウムの量が急激に減り、そのため身体はカルシウムを補充するために、小腸からのカルシウムの吸収率を高め、また尿からのカルシウムの排泄を抑えます。しかし、カフェインは逆にカルシウムの吸収を抑え、その排泄も増やしてしまうので、カルシウムは身体から不足してしまいます。すると、血液のカルシウムを正常に維持するために、副甲状腺ホルモンというホルモンが分泌され、それが骨を壊してカルシウムを血液に増やすので、骨量はより低下してしまう——という悪循環に陥るのです。

しかし、コーヒーに含まれている成分はカフェインだけではなく、その健康効果は多岐にわたっています。

コーヒーには1000種類以上の物質が含まれていて、カフェインよりクロロゲン酸の量は多いのですから、カフェインの作用だけで、コーヒーは骨に悪いと、そう言い切っても良いのでしょうか？

次に最新の研究結果を紹介します。

1 コーヒーが骨そしょう症を予防する？

2016年の「プロス・ワン（PLOS ONE）」という医学誌に、韓国で閉経後の女性を調査した疫学データが報告されています（①）。

4000名以上の閉経後女性で、骨量（骨塩量）とコーヒーを飲む量とを分析したところ、1日2杯以上のコーヒーを飲む人は、飲まない人と比較して、骨そしょう症になるリスクが36％も低くなっていました。

つまり、コーヒーの骨そしょう症予防効果が確認されたのです。

2020年の内分泌や代謝学の専門誌に掲載された別の論文では、香港において、コーヒーの成分と骨の代謝との関係が研究されています。そこでは、コーヒーに含まれる、トリゴネリンやAFMUという成分が、骨量の増加や骨そしょう症の予防に、結び付いている可能性が認められています（②）。

つまり、最新のアジアの研究では、コーヒーは骨そしょう症の予防にも有効で、その理由はカフェインやクロロゲン酸とは、別の成分による可能性が指摘されているのです。

カフェインは確かに骨に対して、やや悪い働きをする可能性がありますが、コーヒーには他にも多くの骨に良い成分が含まれていて、トータルで見ると、むしろ骨そしょう症にも予防的に働く可能性が高いのです。

コーヒー研究は日々進歩しており、まだまだ新しい発見が私達を待っているようです。

（参考文献）

① Choi E, Choi KH, et al. *The Benefit of Bone Health by Drinking Coffee among Korean Postmenopausal Women: A Cross-Sectional Analysis of the Fourth & Fifth Korea National Health and Nutrition Examination Surveys*. PLoS One. 2016 Jan 27;11(1):e0147762.

② Chau YP, Au PCM, et al. *Serum Metabolome of Coffee Consumption and its Association With Bone Mineral Density: The Hong Kong Osteoporosis Study*. J Clin Endocrinol Metab. 2020 Mar 1;105(3).

09

コーヒーで脳を老化から守る！

この章のまとめ

コーヒーを多く飲む人にはパーキンソン病が少ないことが知られています。これはカフェインに神経を刺激し、保護するような働きがあることで説明されています。1日3〜4杯のコーヒーを飲むことで、脳卒中のリスクは16％低下しています。また、中年期に1日3杯のコーヒーを飲むと、老年期の認知症が65％低下した、というデータがあります。認知症にもコーヒーは有効なのです。

⑴ コーヒーはどのように脳に働くのか？

コーヒーが動脈硬化や、糖尿病を予防するという点では、専門家の間でも異論はありません。

ただ、その脳への作用という点については、まだ見解が分かれている部分があります。

パーキンソン病という病気があります。

モハメド・アリなど著名人の患者もいて、手が震え、歩行が困難になり、顔から表情が消えるという特有の症状は、一般の方でもご存じだと思います。

いわゆる、神経難病の1つです。

このパーキンソン病は以前からコーヒーをたくさん飲む人には少ない、と報告されていました。細かく言うと、男性と更年期以降の女性ではそうした傾向が明確で、更年期以前の女性ではあまりはっきりしていません。これは、女性ホルモンとカフェインが、肝臓の同じ酵素で分解される、という性質と関連があると言われています。カフェインには、神経細胞の変性を予防するような働きがあり、加えてカフェインの代謝産物についても、神経への毒性を弱めるような働きがあると報告されています。

このように、カフェインには脳を保護する働きがあるのです。

その一方でカフェインには、血圧を上昇させる性質もあります。血圧の上昇は脳の老化に繫がる変化です。ただ前述のように、コーヒー3杯程度のカフェインをゆっくりと服用しても、それほど大きな影響があるとは考えられません。

カフェインを200〜300mgくらい一気に服用すると、収縮期の血圧が中央値で8・1mmHg上昇したというデータがあります。この変化は飲んで1時間以内に出現し、3時間は持続すると報告されています。ただ、これは本当に急性の効果なので、毎日コーヒーを3杯くらいずつゆっくり飲んでいても、それほど問題になるような変化は、生じないと考えて良いのです。

コーヒーにはカフェイン以外にも多くの生理活性物質があり、そこにはクロロゲン酸のようにコレステロール降下作用や糖尿病予防効果のある成分もあり、ジテルペン群のようにコレステロールを上昇させるような成分もあります。コレステロールが高いことも当然脳の老化のリスクになります。したがって、コーヒーが全体として脳に悪いかどうかという問題は、そう簡単なものではないのです。

それでは、脳の老化の二大原因である、脳卒中と認知症の両者のリスクに対して、コーヒーはどのような影響を与えるのでしょうか？

① コーヒーの脳卒中予防効果

コーヒーが脳卒中に与える影響については、2011年の疫学の専門誌に、それまでの11の臨床データをまとめて解析した論文が掲載されています（①）。それによると、コーヒーを飲まない場合と比較して、コーヒーを3〜4杯飲んでいる人は、脳卒中になるリスクが16%有意に低下していました。5杯以上飲んでもリスクの低下は認められていますが、3〜4杯の時より効果は減弱しています。

図3

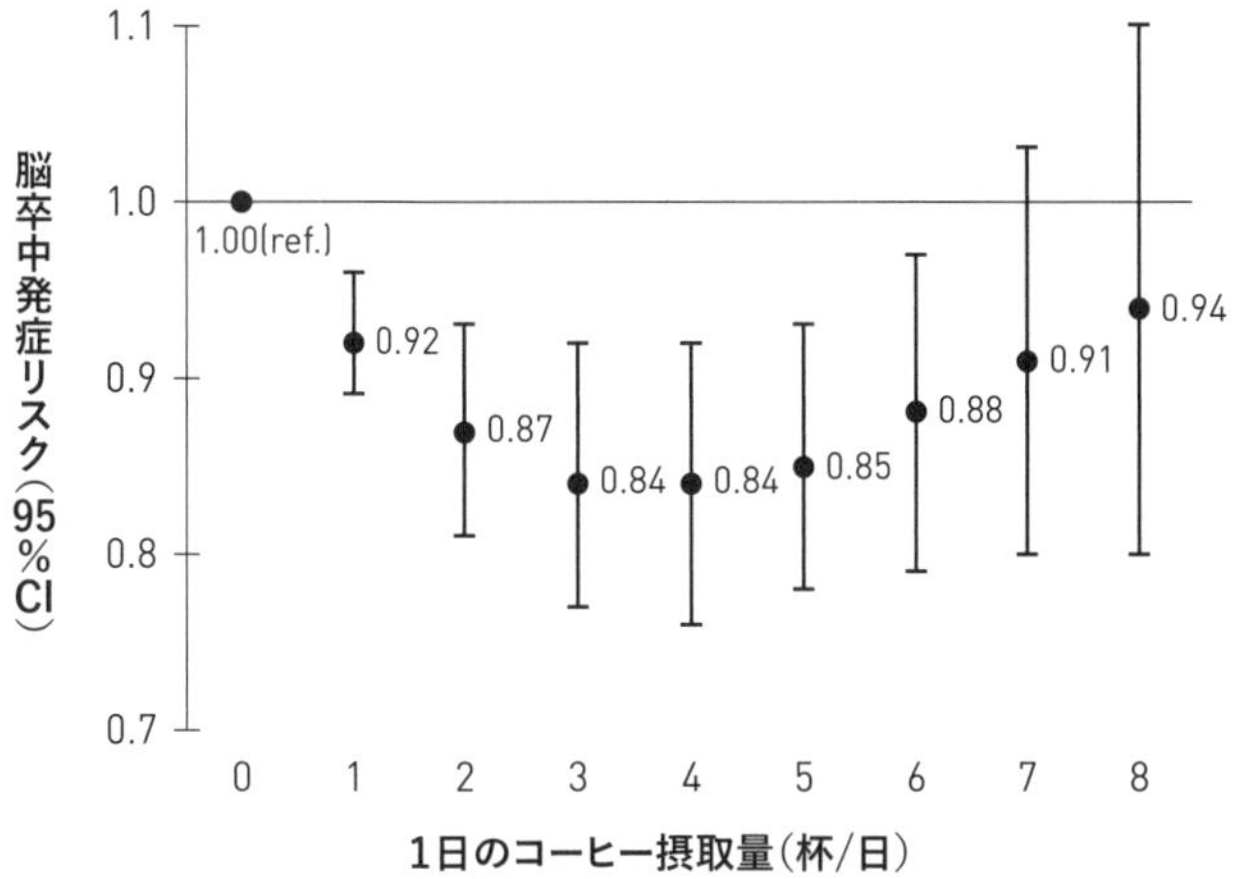

Am J Epidemiol. 2011; 174:993-1001. のFigureを改変

したがって、コーヒーは脳卒中に対しても、1日3〜4杯でもっとも予防効果があると、そう考えて大きな間違いはないようです（図3）。

⑪ コーヒーの認知症予防効果

2009年のアルツハイマー病の専門誌に、中年期のコーヒーの摂取量と、老年期の認知症の発症リスクとの関連を検証した論文が掲載されています（②）。それによると、中年期にコーヒーを1日3〜5杯飲むことにより、老年期の認知症のリスクは65%低下していました。

この一部はカフェインの作用であると思いますし、クロロゲン酸も一定の関連がありそうです。

ただ、第2章の「カフェインは認知症に効く？」の項で紹介したように、別の研究では1日3杯以上のコーヒーでは認知症のリスクが若干増加した、という報告もあるので、認知症の予防のためのコーヒーは、1日3杯までを目安にして考えた方が良さそうです。

（参考文献）
① Larsson SC, Orsini N. *Coffee consumption and risk of stroke: a dose-response meta-analysis of prospective studies.* Am J Epidemiol. 2011 Nov 1;174:993-1001.
② Eskelinen MH, Ngandu T, et al. *Midlife coffee and tea drinking and the risk of late-life dementia: a population-based CAIDE study.* J Alzheimers Dis. 2009;16(1):85-91.

10

コーヒーでウイルス感染を予防する！

この章のまとめ

コーヒーに含まれるコーヒー酸という成分には強い抗ウイルス作用があり、これまでにヘルペスウイルス、インフルエンザウイルス、肝炎ウイルス、SFTSウイルスなど、多くのウイルスの増殖を抑える作用が、主に細胞などを用いた基礎実験において認められています。その実際の効果はまだ不明ですが、コーヒーには感染症にも効く可能性はあるのです。

1 ウイルス感染予防にコーヒー？

コーヒーには多くの健康作用がありますが、比較的知られていないのは、ウイルスに対するコーヒーの効果です。

その主役はこれまであまり触れられてこなかったコーヒー酸（Caffeic acid）という成分にあります。

コーヒー酸とはどのような成分でどんな効果があるのでしょうか？

1 コーヒーの隠れたスター、コーヒー酸

コーヒー酸は、コーヒーに含まれる代表的なポリフェノールであるクロロゲン酸が、加熱などにより分解された時に生じる成分の1つです。

クロロゲン酸には抗酸化作用や糖尿病予防効果など、多くの優れた健康効果が確認

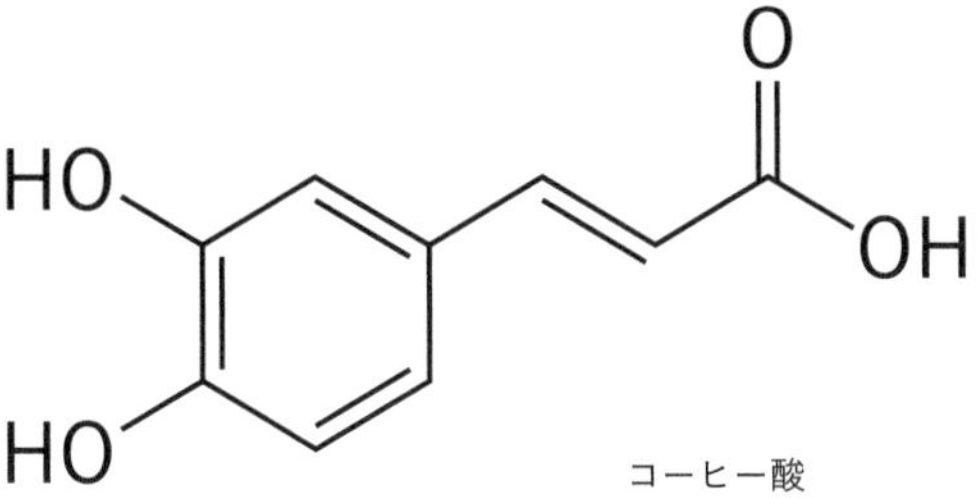

コーヒー酸

されていて、ある意味コーヒーの健康成分の不動のナンバーワンです。カフェインにも多くの健康効果が知られていますが、その一方で心臓を刺激したり、依存性があったりと、良くない効果も併せ持っています。そのクロロゲン酸では悪い作用は報告されていません。その意味でクロロゲン酸はスーパースターなのです。

このクロロゲン酸の欠点は、熱に弱くコーヒーの生豆を焙煎することにより急速に減ってしまうことですが、実はその時に増えているのがコーヒー酸です。

そして、このコーヒー酸にはがん細胞の転移や増殖を抑制する効果や、ウイルスの増殖を抑制するような効果が主に細胞などを用いた基礎実験で確認されています。

その代表的なものを1つ紹介します。

① コーヒー酸の抗ウイルス効果

ダニに咬《か》まれたことによって起こる、重症熱性血小板減少症候群というアジアに多い感染症があります。感染して発症すると、発熱や意識障害を起こし、血液の血小板という成分が減って、死に至ることもある怖い病気です。致死率は10〜30％とされていますから、新型コロナウイルス（ＳＡＲＳ－ＣｏＶ－２）より高いのです。この病気の原因はＳＦＴＳウイルスというウイルスです。

２０１８年の感染症の専門誌に掲載された論文（①）によると、コーヒー酸はこのＳＦＴＳウイルスに対する強い抗ウイルス作用を示していて、培養液にコーヒー酸を添加することにより、細胞の感染は強く抑制されていました。

同様の研究は他のウイルスにおいても行われていて、これまでに、Ａ型インフルエンザウイルス、Ｂ型肝炎ウイルス、Ｃ型肝炎ウイルス、ヘルペスウイルスなど多くの性質の異なるウイルスの増殖が、コーヒー酸により抑制されたことが報告されていま

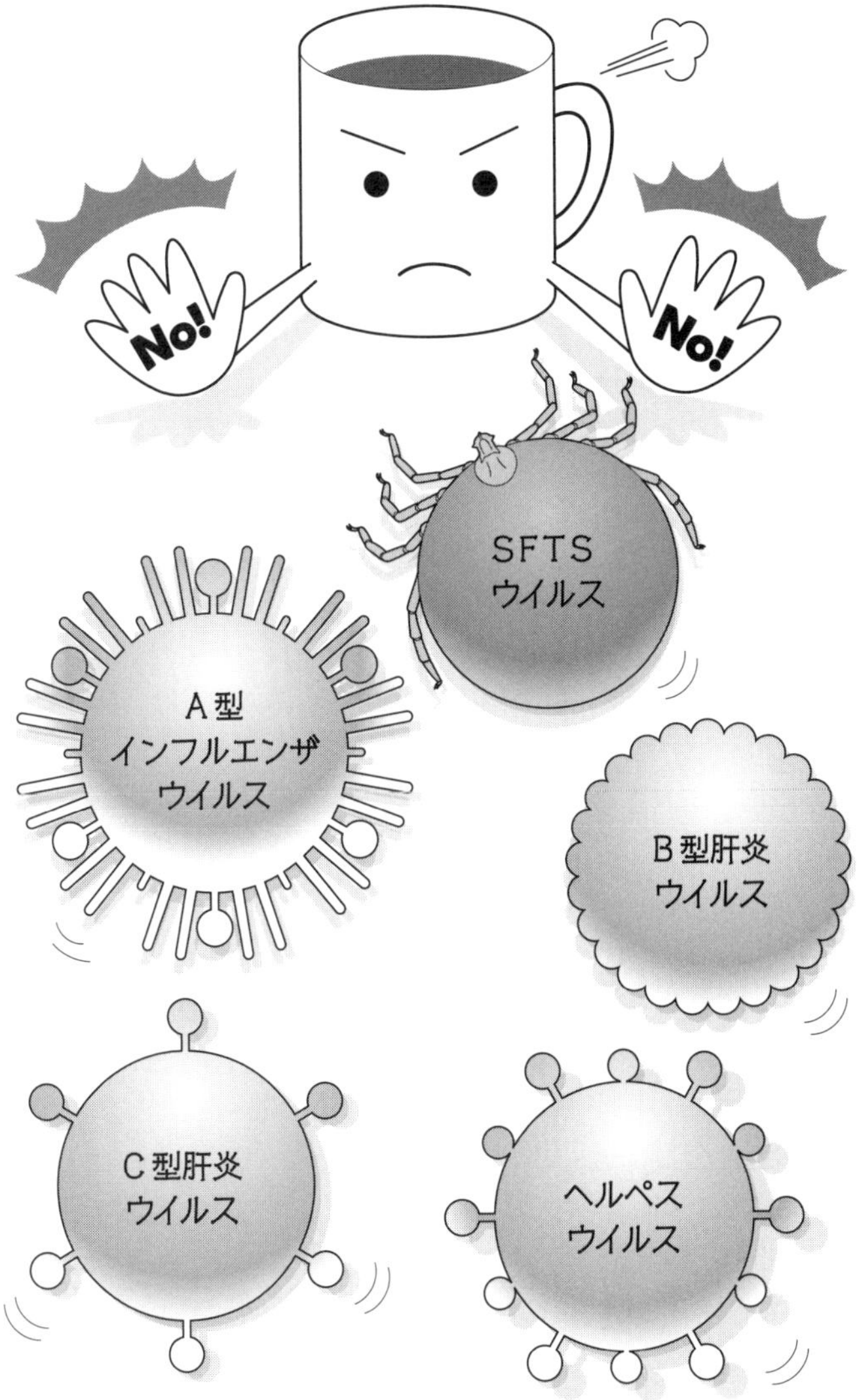
No!
No!
SFTS
ウイルス
A型
インフルエンザ
ウイルス
B型肝炎
ウイルス
C型肝炎
ウイルス
ヘルペス
ウイルス

す。

これはただ、人間に対する研究の結果ではない、という点に注意が必要です。

これまでのコーヒーの健康効果の多くは、人間に対する研究によって認められているものですが、コーヒー酸の抗ウイルス作用については、まだそこまで研究は進んでいないのです。

これからの研究の進歩に期待したいと思います。

（参考文献）

① Ogawa M, Shirasago Y, Ando S, et al. *Caffeic acid, a coffee-related organic acid, inhibits infection by severe fever with thrombocytopenia syndrome virus in vitro.* J Infect Chemother. 2018 Aug; 24(8):597-601.

コーヒー文化が生活を豊かにする！

11

この章のまとめ

コーヒーは嗜好品の中では、日本人にもっともよく飲まれている飲み物ですが、その消費量は平均すると1日1杯程度で、欧米と比べるとかなり低いのが実際です。日本人はもっとコーヒーを飲んでいいのです。それでも、お茶の文化がある日本では、コーヒーも国民の文化の中に溶け込んでいるのは、確かなことなのです。

1 日本人はどのくらいコーヒーを飲んでいるのか？

コーヒーは紅茶などの他の嗜好飲料と比べると、もっとも日本人に好まれている飲み物です。日本や韓国では、レギュラーコーヒーよりインスタントコーヒーの方が好んで飲まれているという特徴があります。

しかし、その消費量は世界的に見ると決して多くはありません。

全日本コーヒー協会が行っている調査がネットに公開されていますが、それによると、２０１８年の調査において、日本人１人が１週間に飲むコーヒーの量は、平均で10・62杯でした。これは12~79歳にアンケートした結果です（次ページ表「日本のコーヒーの飲用状況」）。

コーヒー好きの私からすると、１日１杯と少しくらいしか飲んでいないので、かなり少ないな、という印象です。

一方で同様の調査を世界で行うと、年間の１人当たりのコーヒー消費量（２０１８

日本のコーヒーの飲用状況

資料：全日本コーヒー協会『コーヒーの需要動向に関する基本調査』隔年10月に調査。
端数処理により合計と内訳は一致しない場合がある。調査対象は12歳以上79歳まで。個別面接調査（回収数 3,318）

①種類別　１人１週間当たり杯数

年次		合計	インスタント	レギュラー	リキッド	缶
1998	平成 10	11.02	4.83	3.61	0.61	1.97
2000	12	11.04	4.84	3.71	0.60	1.88
2002	14	10.03	4.29	3.22	0.74	1.77
2004	16	10.43	4.40	3.49	0.86	1.68
2006	18	10.59	4.38	3.70	0.70	1.81
2008	20	10.60	4.51	3.21	0.82	2.05
2010	22	10.93	4.69	3.27	1.09	1.87
2012	24	10.73	4.46	3.20	1.14	1.93
2014	26	11.13	4.54	3.63	1.11	1.84
2016	28	11.09	3.95	3.89	1.51	1.75
2018	30	10.62	3.92	3.69	1.54	1.47

(注) 2002年より飲用杯数の質問形式が変わったことにより、連続性が薄いことに留意されたい。

②飲用場所別　１人１週間当たり杯数

年次		合計	家庭	喫茶店・コーヒーショップ	レストラン・ファストフード	職場・学校	その他（自販機・乗り物等）
1998	平成 10	11.02	6.26	0.62	0.18	3.03	0.94
2000	12	11.04	6.49	0.52	0.17	2.98	0.88
2002	14	10.03	6.27	0.34	0.14	2.50	0.76
2004	16	10.43	6.42	0.38	0.12	2.69	0.76
2006	18	10.59	6.38	0.33	0.11	2.78	0.93
2008	20	10.60	6.52	0.22	0.10	2.77	0.91
2010	22	10.93	6.74	0.23	0.09	2.86	0.94
2012	24	10.73	6.85	0.21	0.11	2.56	0.93
2014	26	11.13	7.04	0.19	0.12	2.71	1.01
2016	28	11.09	6.89	0.37	0.21	2.60	0.95
2018	30	10.62	6.54	0.33	0.17	2.56	0.92

(注) 2002年より飲用杯数の質問形式が変わったことにより、連続性が薄いことに留意されたい。

③年齢別　１人１週間当たり杯数〔2018年〕

	男女平均	男	女
中・高校生	10.62 (11.09)	1.60(2.81)	1.53(1.58)
18~24 歳		7.26(6.16)	4.61(5.09)
25~39 歳		11.03(11.19)	8.50(8.51)
40~59 歳		13.94(14.04)	13.67(14.40)
60 歳以上		11.00(12.86)	10.86(11.19)

(注) ( )内数値は2016年。

年）は、日本が3・70kgであるのに対して、ノルウェー8・23kg、スイス7・94kg、アメリカ4・87kg、EU5・22kgと、特にヨーロッパ諸国で日本を遥かに超えるコーヒー消費量を誇っています。今はEUとしてのデータしかありませんが、2013年の国別データでは、世界一コーヒーを飲む国として有名なルクセンブルクは、26・59kgで、その年の日本の7・6倍という、圧倒的な消費量を記録しています（次ページ表「世界の1人当たりコーヒー消費量」）。

この2013〜18年の間に、コーヒーの健康効果はほぼ確立されたと言っていいのですが、日本のコーヒー消費量はほとんど変わっていないのが現状です。

自称健康オタクの多い日本で、なぜ史上最強の健康ドリンクであるコーヒーの消費量が、増加していないのでしょうか？

健康オタクの看板も、実は張りぼてなのではないかと密かに思ってしまいます。

皆さん、もっとコーヒーを飲みましょう！

世界の1人当たりコーヒー消費量

(kg/1 人 / 年)

	2013	2014	2015	2016	2017	2018
(輸出国)						
ブラジル	5.97	5.96	5.96	6.08	6.25	6.31
コロンビア	1.95	2.05	2.09	2.13	2.14	2.18
コスタリカ	5.11	4.37	4.96	5.18	4.10	4.28
ドミニカ共和国	2.22	2.22	2.21	2.19	2.17	2.15
エルサルバドル	2.65	2.64	2.67	2.71	2.77	2.81
エチオピア	2.17	2.20	2.19	2.17	2.13	2.10
グアテマラ	1.39	1.40	1.41	1.41	1.39	1.37
ハイチ	1.96	1.93	1.90	1.88	1.86	1.85
ホンジュラス	2.40	2.39	2.39	2.41	2.40	2.39
インドネシア	0.99	1.03	1.05	1.06	1.07	1.07
ニカラグア	2.10	2.10	2.09	2.09	2.09	2.09
ベネズエラ	3.27	3.22	3.18	3.14	3.10	3.06
ベトナム	1.23	1.33	1.43	1.48	1.52	1.59
(輸入国)						
EU	4.93	5.06	4.96	5.20	4.88	5.22
オーストリア	8.74					
ベルギー	6.70					
デンマーク	8.75					
フィンランド	12.08					
ドイツ	6.92					
イタリア	5.67					
ルクセンブルク	26.59					
オランダ	5.79					
スウェーデン	7.33					
英国	2.62					
日本	3.48	3.51	3.61	3.70	3.64	3.70
ノルウェー	9.02	8.51	9.09	8.92	8.84	8.23
ロシア	1.52	1.68	1.60	1.85	1.88	1.76
スイス	8.28	7.49	7.90	7.61	6.33	7.94
チュニジア	2.34	2.48	2.44	2.45	2.84	2.74
アメリカ合衆国	4.45	4.49	4.58	4.70	4.84	4.87

出所：ICO 統計 (2019年 7 月)

※ EU28カ国間の境界は年々低くなり国別の資料があまり意味をなさなくなったことから、国際コーヒー機関 (ICO) は2014年から EU 域内の国別の収集をとりやめ EU 全体の数字 のみを把握することを決めた。従って、今後は EU は全体として一行で表すことになった。

1 町の社交場としてのコーヒーショップ

千利休《せんのりきゅう》の時代のお茶が、単なる飲み物ではなく、1つの文化であったように、コーヒーも1つの文化として、日本の社会に根付いています。

私のクリニックは品川の隣の北品川という場所にあります。そこは北品川本通り商店会と言って、江戸時代の旧東海道が、そのままの幅で残っている場所です。品川宿の宿場町なのです。京急線の北品川の駅前には古くからのコーヒーショップがあり、朝は9時からモーニングを出し、昼は12時からランチセットを出しています。

どちらも食事のおともは基本的にコーヒーです。

朝9時になると三々五々宿場町のおじさん、おばさん、おじいさん、おばあさんが集まってきて、モーニングを食べ、コーヒーを片手に団欒《だんらん》の時を過ごします。前日のテレビドラマやニュース、近所のゴシップなどで盛り上がるのです。私も出演したテレビの健康バラエティ番組の取材では、このコーヒーショップで取材が行われ、集まった高齢者の血管年齢が測定されました。血管年齢自体はそれほど精度の高い検査ではありませんが、コーヒー好きの多くの人が実年齢より遥かに若い結果を叩き出し、その場は大いに盛り上がったのです。

こうした近所の人達の団欒は、それ自体がストレスを減らし、免疫力を高めますし、そこで飲まれるコーヒーが、また健康効果を高めるので、健康長寿の相乗効果を生み出すのではないでしょうか。コーヒーの健康力には、実はそうした側面もありそうです。

昼のコーヒーショップや喫茶店はまた、仕事の打ち合わせや営業の場でもあります。

夜の営業はお酒が仲立ちですが、昼の営業の仲立ちはもっぱら1杯のコーヒーです。こうした場のコーヒーは人間関係の潤滑油の役割を果たし、その案件がまとまるにせよ、まとまらないにせよ、円滑な進行をサポートするのです。

このようにコーヒーは日本の社会において、1つの文化として根付いているのです。それは人生の句読点のようなものです。気取ったフレンチのディナーも、コーヒ

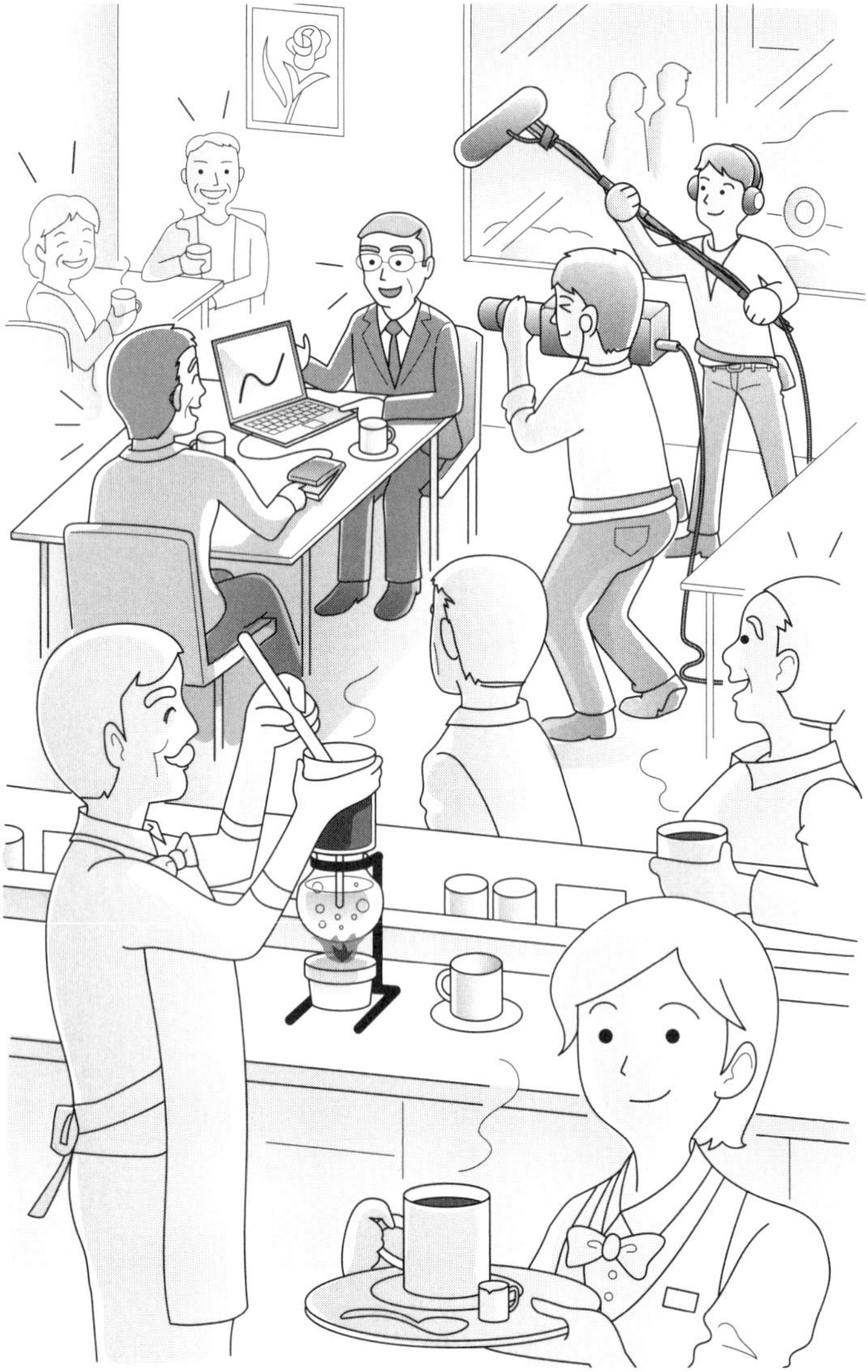

ーが最後にないと綺麗に終われない、という気分になります。朝のコーヒーは、その日の活動に対する意欲を高め、「さあ、やるぞ！」という気持ちにさせてくれます。昼のコーヒーはせわしない時間に、リラクゼーション効果でメリハリを付け、前述のように仕事の潤滑油としての効果も果たします。夜のコーヒーは眠れなくなることもあるので時によりけりですが、夜更かしの日には大人の時間の句読点の役割を果たしてくれるのです。

コーヒーであなたの人生をより豊かなものにしてください！

（参考）

全日本コーヒー協会のサイト、統計資料より引用

「日本のコーヒーの飲用状況」 http://coffee.ajca.or.jp/wp-content/uploads/2019/06/data04_2019-06b.pdf

「世界の一人当たりコーヒー消費量」 http://coffee.ajca.or.jp/wp-content/uploads/2019/11/data09_20191114.pdf

コーヒーの健康的な飲み方教えます！

12

この章のまとめ

インスタントとレギュラーコーヒーに健康効果の差はありませんが、淹れ方は紙フィルターが健康上はお勧めです。コーヒーで胃が痛くなる場合には、豆乳を入れるのがお勧めです。深煎りの豆はクロロゲン酸が減少するので健康面ではお勧めできません。

本章ではコーヒーについての素朴な疑問に答えながら、もっとも健康的なコーヒーの飲み方を説明します。

① Q1：コーヒーの淹れ方はどうすればいいですか？

コーヒーの淹れ方にはフィルターやサイフォンなど色々な方法があります。どちらが健康的にはお勧め、ということがありますか？

A1：紙フィルターがお勧めです！

コーヒーには紙フィルターを利用する方法と、豆から直接抽出する、エスプレッソやトルココーヒーのような淹れ方があります。

その香りや味のコクは、直接抽出した方が強いのですが、それはジテルペンなどの油の成分によるもので、ジテルペンは身体にとって有害なので、それを濾過できる紙フィルターを使用するのが健康上はお勧めです。

Q2：インスタントとレギュラーコーヒーは健康効果が違いますか？

私はもっぱらコーヒーはインスタントですが、コーヒーはレギュラーでなければ、という人もいます。コーヒーの健康への効果には、インスタントとレギュラーで差があるのでしょうか？

A2：健康効果は変わりません！

カフェインやクロロゲン酸などの、コーヒーの有効成分とされるものは、インスタントでもレギュラーでも大きな差はありません。基本的にコーヒーを抽出してからフリーズドライしたものがインスタントコーヒーなので、元の抽出法によっても成分は変わります。

インスタントとレギュラーの違いは、香りや味の成分によるもので、健康上の違いはほぼないのです。

たとえば韓国ではインスタントコーヒーがコーヒーの消費の大部分を占めていますが、韓国のデータでもコーヒーの健康効果は同じように確認されています。

Q3：コーヒーで胃が痛くなる時はどうすればいいですか？

健康に良いのならコーヒーを飲みたいのですが、私は胃が弱くてコーヒーを飲むとすぐに胃が痛くなってしまいます。どうすればいいでしょうか？

A3：豆乳を入れるのがお勧めです！

カフェインには胃酸を刺激する作用があるので、胃粘膜が弱っているような場合には、コーヒーにより胃の痛みが出ることがあります。

刺激物を受け付けない胃粘膜の状態になっているということですから、胃粘膜の状態を、検査で確認するのが健康上はお勧めです。

この場合ブラックで無理に飲むことはお勧めできません。牛乳は動物性脂肪でコーヒーの健康効果の一部を相殺《そうさい》してしまいますから、混合するなら豆乳がお勧めです。

Q4：深煎りと浅煎りのコーヒーはどちらが健康的ですか？

コーヒーには焙煎によって色々な種類があります。私は深煎りの方がコクがあって好きなのですが、それによって健康効果に違いがありますか？

A4：クロロゲン酸を重視するなら浅煎りがお勧めです！

カフェインの量には浅煎りでも深煎りでも大きな差はありません。クロロゲン酸は今もっとも注目されているコーヒーの健康成分ですが、熱に弱いので、深煎りではかなり減ってしまいます。逆に血管拡張作用のあるビタミンの一種、ニコチン酸は、加熱により増加します。フレンチローストやイタリアンローストのような深煎りは避けた方が、コーヒーの健康成分は効率良く摂れると思います。自家焙煎などによるこだわりのコーヒーには、意外に健康成分は少なく、市販の中煎りくらいの豆の方が、健康成分は豊富という結果もあるようです。

Q5：カフェインレスのコーヒーは健康的には意味がありますか？

私はカフェインが苦手で、依存性も心配なので、カフェインレスのコーヒーを飲んでいます。カフェインレスのコーヒーは普通のコーヒーと健康効果に差がありますか？

A5：カフェインレスのコーヒーにも健康効果はあります！

最初に言葉の確認をしておきましょう。カフェインレスのコーヒーとデカフェのコーヒーというのは、日本では基本的には同じ意味で、コーヒーから90％以上のカフェインを除去したことを言います。したがって、カフェインは少ないのですがゼロではありません。以前はコーヒーの健康効果はカフェインによるものと考えられていましたが、今ではクロロゲン酸など、他の成分の効果も大きいと考えられています。すべてのコーヒーの健康効果が、カフェインレスでも同じとは言い切れませんが、糖尿病の予防効果などについては、カフェインレスでも差がないというデータも報告されています。カフェインが苦手な方はカフェインレス（デカフェ）がお勧めです。

Q6：コーヒーは何歳の子供から安全に飲めますか？

コーヒーが健康にそれほど良い飲み物なら、子供に与えてもいいでしょうか？　何歳からならコーヒーを飲ませても大丈夫でしょうか？

A6：小学生までは飲むとしてもカフェインレスが安心です

通常のコーヒーにはカフェインが含まれていて、カフェインには常用性があります。つまり、一旦飲ませてしまうと、飲むことが習慣になってしまいます。お子さんの時にカフェインの依存が生じると、将来危険薬物などにも染まりやすい、という海外データもあります。したがって、コーヒーは大人の飲み物と考えてもらった方がいいのです。お子さんにはカフェインを含む飲み物は与えない方が良いのが原則です。年齢の線引きは難しいところですが、私は小学生までは……とお話ししています。ただ、カフェインレスのコーヒーは90％以上のカフェインをカットしているので、1日2杯くらいまでなら可としています。

Q7：コーヒーにダイエット効果はありますか？

コーヒーは糖尿病予防に効果があるということですが、ダイエットにも効果がありますか？

A7：コーヒーはダイエットに適した飲み物です！

コーヒーはブラックであればノンカロリーですし、カフェインには代謝を活発にするような効果もあるので、ダイエットには適した飲み物と言えると思います。

2019年の「サイエンティフィック・リポーツ（Scientific Reports）」という科学

図4

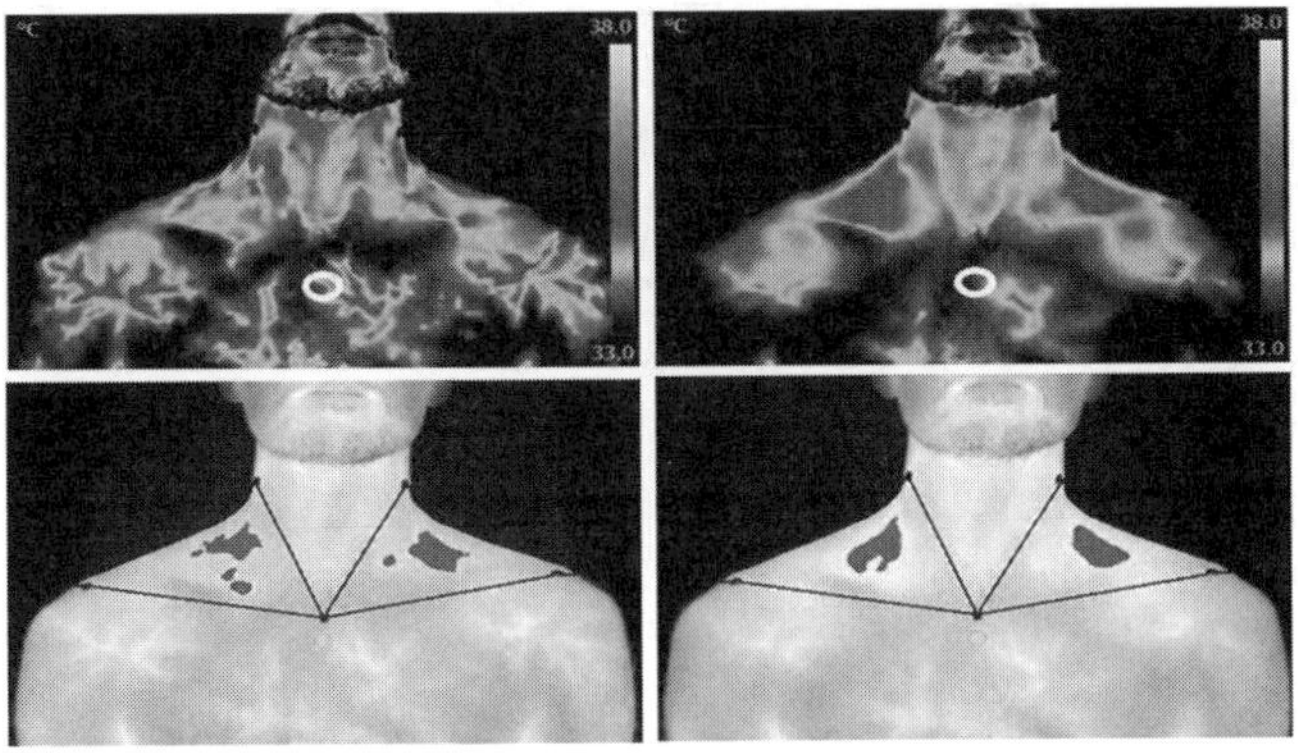

Sci Rep. 2019 Jun 24;9(1):9104.のFigure6を改変

誌に掲載された論文にある実験では、コーヒーを飲むことにより、脂肪が燃焼して熱を産生することを、サーモグラフィーで検証しています。

上の図4をご覧ください。

これは左側がコーヒーを飲む前で、右側が65mgのカフェインを含むインスタントコーヒーを、1杯飲んだ後で計測したサーモグラフィーです。上の画像が生データで、下は熱産生が行われた部分を、差し引きしてわかりやすくしたものです。

鎖骨の上の部分の温度上昇が、コーヒーを飲んだ後に見られます。この部分には燃焼して熱を出す脂肪細胞が多いので、脂肪がコーヒーを飲むだけで、燃焼したことを示しているのです。

コーヒーには脂肪を燃焼させる効果があり、このためダイエットに適している飲み物なのです！

Q8：コーヒーで肌荒れをすることはありませんか？

コーヒーは肌に悪いというイメージがありますが、コーヒーを飲むと肌荒れをしませんか？

A8：コーヒーは美肌効果のある飲み物です！

コーヒーが肌に悪いというイメージは、コーヒーが昔は不健康な生活と結び付いていたからです。実はコーヒーに含まれるクロロゲン酸には、シミを予防するなどの美肌効果が報告されているのです。コーヒーには美肌効果もあるのです。

Q9：風邪の時にコーヒーを飲んでも大丈夫ですか？

コーヒーを、風邪で体調が悪い時に飲んでも問題はないでしょうか？

A9：風邪の状態によって判断してください！

コーヒーに含まれるカフェインは、実は市販と医療用とを問わず、総合感冒薬にも含まれています。カフェインには風邪を治すような働きはないのですが、代謝を活発にしたり、鼻づまりを改善する効果を期待して使用されているようです。したがって、風邪薬と同程度にはコーヒーは安全です。ただ、体調がうんと悪い時には、カフェインを含む飲み物は適していませんし、心臓や肝臓に負担を掛ける可能性もありま す。風邪では胃の働きも低下することが多いので、コーヒーによる胃の痛みや胸やけなどの症状が、起こりやすくなる可能性もあります。したがって、風邪が重い時や胃の調子が悪い時には、コーヒーはお勧めできません。そうした場合は、風邪が治ってから飲むようにしましょう。

これは余談ですが、風邪の咳《せき》が止まりにくい時には、はちみつを大さじ1杯入れた、はちみつ入りコーヒーがお勧めです。はちみつには医療用の咳止めと遜色《そんしょく》ない咳止め効果が認められているのです。ただ、この場合も熱が高いなどの重い症状の時には服用を控えてください。

Q10：コーヒーは食前と食後のどちらに飲むのが健康的ですか？

ファミリーレストランに行くと、「コーヒーは食前にしますか、食後にしますか？」と聞かれます。フレンチやイタリアンの気取ったレストランでは、食後のコーヒーが定番です。それでは、食前食後どちらに飲むのが、健康のためにはより良いのでしょうか？

A10：胸やけがなければ食前がお勧めです！

クロロゲン酸には食後血糖を低下させる働きがあり、そのためコーヒーを飲むタイミングとしては、食前に飲んで、それから食事をする方がより効果的です。ただ、空腹では胃酸の分泌が多くなっていて、それがコーヒーを飲むことで更に増幅されるので、逆流性食道炎のある人や胃炎のある人では、食前のコーヒーは胸やけや胃の痛みの原因となることがあります。したがって、胃酸の強い人や胃の弱い人は、食後に飲むことがお勧めです。

013

クリニックでのコーヒー・ショート・ストーリーズ

この章のまとめ

コーヒーは多くの人の人生に、知らず知らずのうちに影響を与えています。クリニックは多くの患者さんの人生が交錯する場所で、それゆえ嘘のような本当の話も多く発生しているのです。過去30年以上の臨床医としての経験の中から、コーヒーを巡るいくつかの物語を選んでみました。

多くの患者さんに接するクリニックは、人生ドラマの宝庫です。30年以上の臨床医としての経験から、コーヒーを巡る、嘘のような本当の話をお届けします。

私が実際に体験した話を元にしていますが、モデルの特定を避けるという観点から、細部は変えている場合のあることをお断りしておきます。

それではどうぞ。

⓪ STORY1：コーヒーが変えたライフスタイル

Aさんは私がかれこれ15年以上診ている糖尿病の患者さんです。

初診は、以前渋谷にあったクリニックで、Aさんは当時30代前半の会社員でした。170cmくらいの身長で体重は85kgくらいありましたから、基準から言えば立派な肥満体型です。中堅どころのIT関連の会社でSE（システムエンジニア）をしていて、生活は仕事がら不規則でした。夕食は深夜になることが多く、間食が多く、運動はほとんどしていませんでした。

定期の健康診断を受け、糖尿病のための治療が必要と診断されたのです。

健康診断の結果では、空腹時血糖が170mg／dLと上昇し、1〜2カ月の血糖値の指標であるHbA1c値は8・6％でした。

かなり進行した糖尿病です。

治療方針としては、生活改善の指導とともに飲み薬も開始しました。

生活改善としては、私はまず飲み物をすべてカロリーのないものとするようにお話ししました。

その時に意外な質問がありました。

「コーヒーは糖尿病には悪くないですか？」

「コーヒーはよく飲まれるんですか？」

良い返答とは言えませんが、私は質問に質問で返しました。

すると、数年前まではよくコーヒーを飲んでいたが、身体に悪いという話を聞いて、今はやめているとのことでした。

私はブラックのコーヒーであればカロリーはほぼなく、飲んでもらっても血糖の悪化には繋がらない、とＡさんにお話ししました。

特に強く勧めた訳ではありませんが、それからＡさんはブラックコーヒーを好んで飲むようになりました。それどころか、私以上にコーヒー好きになったのです。

１カ月に１回の定期診察の時にも、必ずコーヒーの話題が登場しました。

コーヒー豆の産地についての話題や、高級なサイフォンの器具を購入した話、コーヒーが美味しいことで有名な喫茶店を巡った話など、内容は他愛のないものでしたが、緊張の続くことも多い診療の中では、私にとってそれ自体が憩《いこ》いの時間でもありました。

そして、Ａさんのコーヒー愛が高じるとともに、血糖値は下がり始めました。

初診から半年後には空腹時血糖は１３０台となり、ＨｂＡ１ｃの値も７％を切りました。

もちろんそれはコーヒーだけの効果ではありません。Ａさんは夜の食事では糖質を制限し、通勤でもいつもより一駅分は余計に歩くようにしていました。体重も毎日量《はか》るようにしました。そうした地道な努力の積み重ねがその結果を生んだのです。

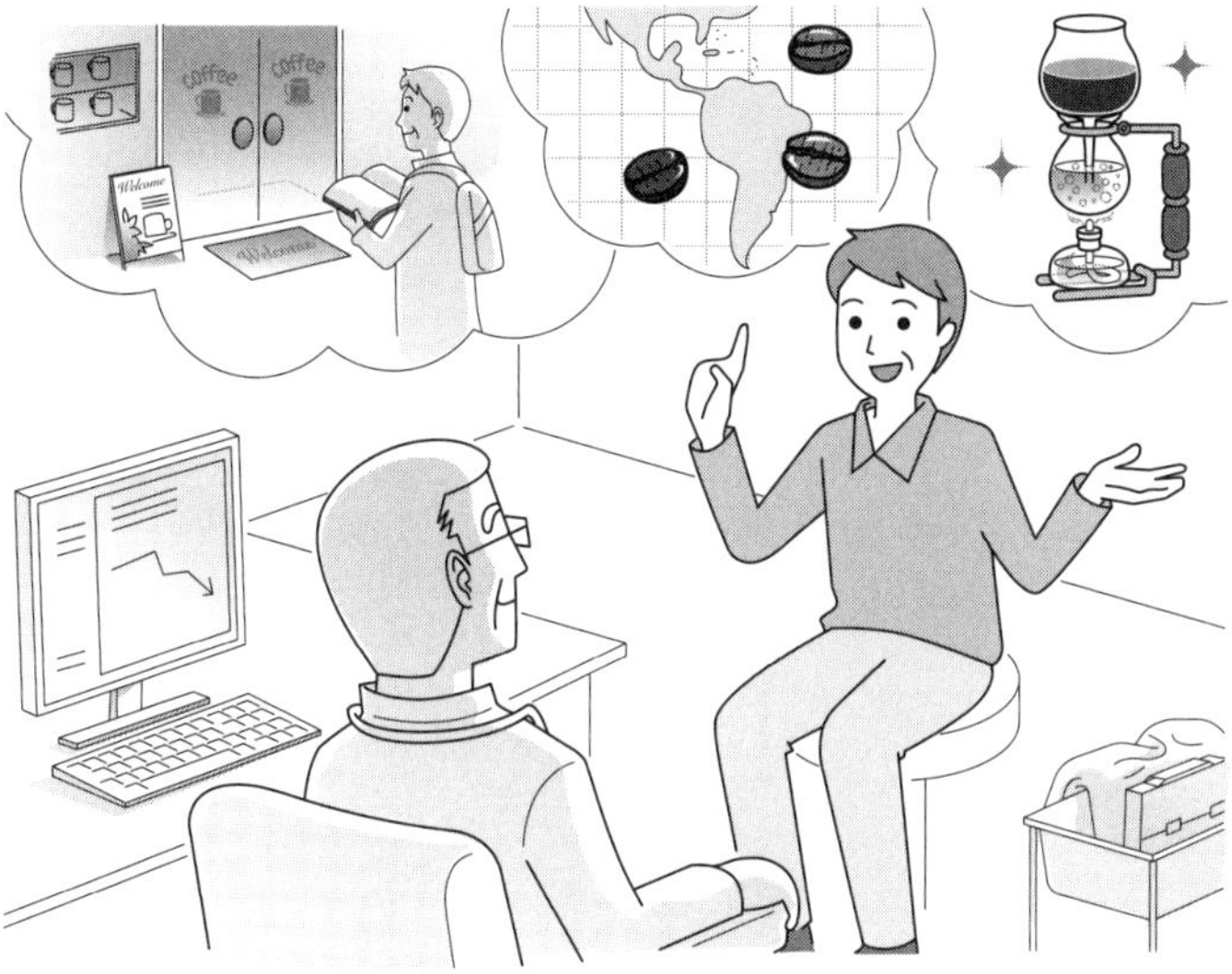

ただ、そのAさんの行動変容の、中心になったのはやはりコーヒーでした。

Aさんは、朝起きると朝食前のモーニングコーヒーを、1日の始まりの時間としてまず楽しみ、朝食後に出勤すると、今度は仕事前の集中力を高める目的で、2杯目のコーヒーを飲みました。昼食後には主に外食で3杯目の食後のコーヒーを楽しみ、夜は仕事をしたい時には寝る3時間くらい前に、カフェインの多い4杯目のコーヒーを飲み、仕事をしないで眠る時にはデカフェのコーヒーを飲みました。この4杯のコーヒーは、すべて豆も淹れ方も違っていました。Aさんのこだわりが、そこに凝縮していたのです。

その後コーヒー研究は格段の進歩を遂げましたが、食前のコーヒーはクロロゲン酸の効果で食後血糖の改善に有効であるなど、その知見は不思議なほどAさんの日常に一致していました。臨床を長くやっていると思うことですが、優秀な患者さんの経験的な智恵は、医学の知見の遥かに先を走っていることが往々にしてあるものです。

Aさんの血糖コントロールは、節制による体重減少とともに更に改善し、飲み薬をすべて中止しても、空腹時血糖は110台、HbA1cも6％台の前半と、ほぼ正常に近い状態にまでなったのです。その後も定期的な経過観察は続けていますが、薬物治療は必要のない状態が持続していて、合併症の兆候も今に至るまで見られていません。

そのAさんは実は今ではSEの仕事を辞め、数年前からは自分で喫茶店を開いています。セカンドライフでささやかな起業をしたのです。もちろん主役はAさんこだわりのコーヒーです。

場所は東池袋ですから、クリニックからはちょっと遠いのですが、私は1カ月に一度は必ずその店を訪れるようにしています。そこでAさんのうんちくを楽しみながら、ブラックコーヒーをじっくり飲むのが、月に一度のこの上ない楽しみの時間であるからです。

STORY2：コーヒーの香りが教えるものは？

これは2020年のまだほやほやの話です。

2020年の3月中旬というと、東京で新型コロナウイルス感染症（COVID–19）の爆発的な流行が起こる前の、ギリギリのタイミングでした。オリンピック・パラリンピックもまだ予定通り開催すると言っていましたし、まさか東京にまもなく緊急事態宣言が舞い降りるなど、まだ思いもよりませんでした。

私がクリニックで最初の新型コロナウイルス疑い事例を診察したのが、3月17日のことで、患者さんは30代の男性会社員Bさんでした。

4日ほど前から37度台の発熱と強いのどの痛みがあり、咳は強くはないものの息苦しさがありました。

診察をするとのどは少し腫れていて、咽頭後壁《いんとうこうへき》と呼ばれる部分が赤くなっていましたが、通常ののどの風邪でも良いような所見でした。胸の音は聴診器で聴く限りでは異常はありません。指先で測定する酸素飽和度という数値も96％と正常でした。

こんな時期でなければ、「のど風邪」と考えて、のどの痛みを緩和するような薬を出し、それで数日は様子を見てもらうところです。

しかし、新型コロナウイルス感染症が、クリニックの周辺でも流行しつつある、という時期でしたから、症状はなくても軽度の肺炎があるという可能性を考えて、胸のレントゲン写真を撮り、血液検査を施行しました。

レントゲンでは肺炎の所見はありませんでした。白血球は３２００と少し減っていて、血液の炎症反応は１・５mg／dLと軽度上昇していました。こうした所見は、「のど風邪」でもあり得るものです。その一方で新型コロナウイルスによる肺炎は、初期にはレントゲンではわからないことがありますし、白血球が減少することがあることも報告されていました。

正直その時はかなり迷いました。

それで、もう一度Bさんに、「他に何か気になる身体の変化はありませんか？」と尋ねてみました。

すると、「実はさっきコーヒーを飲んだのですが、その香りや味が感じられないのです」との返事です。

新型コロナウイルス感染症ではその初期から、においや味がわからなくなることがある、という知見は、その時点ではまだあまり知られていませんでした。韓国やヨーロッパで感染が拡大していた時期に、報告自体はあったのですが、それが事実であるかどうかは明らかでなく、論文も出ていませんでした。

しかし、鼻の診察をしても粘膜の異常はなく、舌の炎症もありませんでしたので、直感的に「これはおかしい」と思いました。

それで「新型コロナ受診相談窓口」に連絡すると、その時はまだ体制に余裕がある、ということもあったのでしょう、すぐ来てください、というありがたい返事です。

Bさんはその日のうちに専門外来を受診して、鼻腔の遺伝子検査（PCR検査）が行われ、新型コロナウイルス感染症と診断されたのです。その時期は軽症でも全員入院という国の方針でしたから、入院はしましたが、特に治療は行われることなく、2週間で退院し今もお元気にしています。

Bさんが入院した少し後で、プロ野球選手が新型コロナウイルスに感染したという報道があり、見つかるきっかけがにおいを感じなくなることであったので、この症状はそれから広く知られるようになりました。これはまったくの偶然ですが、そのプロ野球選手も、コーヒーのにおいの話をしていました。

もちろんコーヒーだけがにおいの異常の早期診断に役立つ、という訳ではありません。

ただ、コーヒーはその芳醇《ほうじゅん》な香りと、苦みや旨味がブレンドされた味の両方を、バランス良く楽しむ飲み物なので、コーヒー好きの人にとっては、軽度のにおいや味の障害を、敏感に見つけやすいということはあるのだと思います。

クロロゲン酸の代謝産物であるコーヒー酸には、多くのウイルスの増殖予防効果も確認されています。

新型コロナウイルスの予防にコーヒーが効くという根拠は今のところはありませんが、私は今も新型コロナウイルスに立ち向かう気力を奮い立たせるように、コーヒーを飲むことがあるのです。

STORY3：最後の1杯

私はクリニックでの外来診療以外に、15年以上特別養護老人ホームの配置医をしています。

特別養護老人ホームというのは、常時お薬などの治療を必要とする高齢者の施設です。

Cさんは10年ほど前に施設に入所され、3年ほど前に施設で亡くなられた女性です。入所の時点で89歳、亡くなられたのは96歳の時でした。

Cさんは1人暮らしで都営住宅に暮らし、家族とは疎遠にしていて、しかも親戚が遠方にいるだけでしたから、80代からはほぼ孤立無援でした。そして、85歳の頃から物忘れが始まり、部屋の片づけができなくなり、買い物も同じものをたくさん買い込んでは、生ものを腐らせてしまう、というような状態になりました。

そう、Cさんは認知症になったのです。

都営住宅の相談員が状況を把握して、介護保険が申請され、ヘルパーさんが定期的に入るようになりました。

Cさんは元々お洒落なおばあちゃんで、1人で映画館に出掛けて映画を観ることが何よりの楽しみでした。その帰りには必ず馴染《なじ》みの喫茶店に立ち寄り、映画の余韻を反芻《はんすう》しながら1杯のコーヒーを飲み、バタートーストを食べることがお決まりのコースでした。

それが膝《ひざ》を悪くしてから長い距離を歩くことが難しくなり、1人暮らしのCさんにとって、映画館に行くことも、その帰りに喫茶店に寄ることも、不可能になってしまいました。それが物忘れの始まる半年くらい前の話で、自宅に引きこもるようになったCさんが認知症を発症することは、ある意味当然であったようにも思えます。

認知症の患者さんをたくさん診ていると、生活の楽しみを失った時に、症状が発症することが非常に多いのです。

人生の喪失感が引き金になるのが、認知症という病気の特徴であるのかもしれません。

老人ホームの入所の手続きをしながらしばらく経過をみて、それからCさんは私が配置医をしている特別養護老人ホームに入所されました。

両膝が悪いということもあって、Cさんは入所時にはもうほとんど寝たきりの状態でした。

入所の時の送り状には、ケアマネージャーからの伝達として、「コーヒー禁」と書かれていました。それを読んだ時にはそれほど気に留めませんでした。心臓が悪かったり、不整脈があると、カフェインが良くないという判断から、そうした記載がなされることがあります。そんなことなのかな、と軽く考えていたのです。ただ、主治医からの診療情報提供書（紹介状）には、認知症のことは書かれていても、それ以外の内容はまったくなかったので、「あれ？」と思いました。

特別養護老人ホームは施設の中ではもっとも病院に近い存在ですが、病院と比べれば遥かに自由で自宅に近い施設でもあります。ただ、これは運営する法人や施設長の考え方によってもかなり違います。より自宅に近いようなホームもあれば、より病院に近いようなホームもあるのです。

そして、私が配置医を長くしているそのホームは、比較的自宅に近い施設を目指していました。食事制限が医学的になければ、食事の持ち込みもＯＫで、外から注文を取ることもできます。嗜好品も完全禁止ということはなく、コーヒーももちろん許可されていました。

Ｃさんは「コーヒー禁」とされていましたから、職員も基本的にはコーヒーは出しませんでした。

しかし、ある時、間違ってＣさんにコーヒーが出されてしまいました。おやつにケーキが出た時です。担当の介護士が気づいた時には、もう既にコーヒーは、カップの半分以上Ｃさんの胃の中に入ってしまっていたのです。

すると……。

驚くべき変化が起こりました。

入所からこのかた、Cさんは認知症に伴う自発性の低下から、1日中ぼんやりと横になっている状態で、ほとんど自分から喋《しゃべ》るようなことはなく、自分から身体を動かすようなこともありませんでした。私を含めて施設の職員は、そうした状態、寝たきりで自発的には動いたり話したりしない状態が、Cさんの本来であると思っていました。

ところが……。

コーヒーを飲んだ途端にCさんは、ベッドからむくりと起き上がり、古い映画の話を大声でし始めたのです。その声はCさんの個室のベッドから、開かれたスライドドアを越え、元気な入所者が食事をするフロアにまで響き渡りました。何の映画の話かは、その時はまったくわかりませんでしたが、後でジュディ・ガーランドの『スタア誕生』であったことがわかりました。何度も映画化され、最近ではレディ・ガガも主役を演じた映画の、古いバージョンについての感想だったのです。

この驚くべきコーヒーの効果は、30分程度で消え、Cさんは何か憑《つ》き物が落ちたかのように、元の無為な状態に戻りました。

私はそれからCさんにコーヒーを飲ませるべきかどうかを、施設の職員や施設長に聞かれました。私はまず簡単な検査で可能な範囲で、Cさんに心疾患など、カフェインが問題になるような病気がないことを確認し、これまでの自宅での経緯をケアマネージャーから聞き取りしました。

Cさんには問題となるような心疾患はありませんでした。ケアマネージャーは必ずしもCさんの状態を確認してコーヒーを禁止とした訳ではなく、「コーヒーは健康に悪い」という個人的な先入観から、取りやめただけであったこともわかりました。

それから、週に1～2回くらいの頻度で、Cさんにおやつと一緒にコーヒーがふるまわれるようになりました。

その反応は時によっても違いはありましたが、初回ほど劇的ではないものの、コーヒーを飲む度にCさんの脳は活性化され、主に映画の話を興奮気味に披露《ひろう》することは同じでした。私達は次第に、Cさんの映画談義を楽しむようになりました。

そして数年が過ぎました。

ご高齢の方が悪くなるきっかけは概ねそうですが、Cさんは冬場に風邪を引き、体調の悪い時にむせ込んで肺炎になりました。短期の入院治療で肺炎は治癒しましたが、戻ってきたCさんはもう入院前と同じ人ではありませんでした。

明らかに体力は落ち、食事量も減り、少し食べるとむせ込むようになりました。コーヒーを飲んでもらっても、若干目に光が灯るような気配はあるものの、明確に言葉を発することはなく、せいぜい「ああ！」などと声を上げる程度でした。そして、そのうちにむせ込みは悪化して、もうコーヒーを飲むこともかなわなくなったのです。

それからまた1年くらいが経ちました。

Cさんの衰弱は進行し、食事はまったく摂れなくなりました。遠方の親類とも連絡を取り、もう入院はせず施設の中で静かに様子を見ることに決まりました。

それは、食事が完全にストップして、10日目くらいのことでした。

いつものおやつの時間になり、コーヒーやお茶など、それぞれの好きな飲み物を配っていると、Cさん担当の介護士が、「Cさん、コーヒーを欲しそうにしている」と言うのです。様子を見に行きましたが、いつものようにぼんやりと寝ているだけです。それでも、担当介護士は「今、飲みたいという仕草をした」と言って譲りません。

それで、コーヒーを淹れると、ぬるま湯で半分に薄めて、吸い飲みに入れるとCさんの口元に近づけました。

すると驚いたことに、Cさんはその吸い飲みの口を自分から咥《くわ》えると、こちらが不安になるような力強さで、中のコーヒーを飲み始めました。

半分くらい飲むと、少しむせ込んで飲むのをやめ、ひとしきり咳をしてから、静かに目を開きました。

そして、一言、「あれを観ないなんて、とんでもないよ！」と言うと、口角を無理に引き上げるような笑みを漏らし、それきりまた無為な状態に戻りました。

Cさんが夜中に静かに亡くなったのは、それから3日後のことでした。

Cさんの最後の言葉の意味はわかりません。多分好きな映画の話であるとは思うのですが、一体誰に対して、何の映画の話をしていたのでしょうか？　これは私にとって永遠の謎となりそうです。

コーヒーはなぜCさんを目覚めさせたのでしょうか？

シンプルに脳への刺激作用のあるカフェインが、脳を一時的に活性化させた、という説明も可能です。ただ、カフェインの覚醒作用は、認知症の脳を活性化させるほど強いものではない、というのが一般的な理解だと思います。

その後多くの認知症の患者さんに、密かにコーヒーを試しましたが、Cさんのような反応を示した患者は、ただの1人もいませんでした。

その原因は結局不明でしたが、私は最後のコーヒーを飲んで笑顔を見せた時のCさんの表情を、今もありありと脳裏に描くことができます。それは何と言ったらいいのか、そう、コーヒーという飲み物の複雑な魅力を、十全に感じさせるものであったのです。

コーヒーのライバルたち

14

この章のまとめ

健康ドリンクとしてのコーヒーのライバルは、お茶（緑茶、紅茶、烏龍茶）とココアです。お茶にはカテキン、ココアにはココアフラボノイドと、それぞれ特徴的なポリフェノールが含まれています。健康寿命延長などのトータルな健康効果ではコーヒーに軍配が上がりますが、お茶は抗菌作用、ココアには認知症予防効果など、コーヒーの苦手分野では拮抗しています。

① 健康ドリンク、コーヒーに敵はいるのか？

これまで多くの章を通じて、コーヒーの素晴らしい健康効果について述べてきました。

コーヒーは史上最強の健康ドリンクである、という私の説に、ここまでお読みになった多くの方は同意をされていると思います。

それでは、コーヒーに匹敵するような健康効果を持つ飲み物や食べ物は、他にあるのでしょうか？

よく候補として挙げられるのは、お茶（緑茶、紅茶、烏龍茶）とココアやチョコレートです。

その効果をちょっと比較してみましょう。

1 お茶の健康効果

コーヒーと並び称される飲み物がお茶です。

お茶もコーヒーと同じように世界中で飲まれ愛されている飲み物です。

ただ、コーヒーとは違って、その地域によって飲まれている形態が違います。元の茶葉を発酵はさせずに、蒸したり揉《も》んだりして作るのが、日本で飲まれている緑茶で、茶葉を発酵させて作るのが欧米を中心に飲まれている紅茶です。そして、中国の烏龍茶は発酵を途中で止《や》めるような製法で作られています。

製法によりその成分もかなり違うので、同じ飲み物であるとは言えないのです。

お茶にはコーヒーと同じようにカフェインが含まれ、コーヒーとは別のポリフェノールであるカテキンを含んでいるという特徴があります。

カテキンというのはお茶の渋みの成分で、緑茶のカテキンには、エピカテキン（EC）、エピガロカテキン（EGC）、エピカテキンガレート（ECg）、エピガロカテキンガレート（EGCg）の4種類があります。このうち緑茶にもっとも多く含まれているのはエピガロカテキンガレートです。

紅茶のカテキンは、発酵によりカテキン同士が一緒になって変化し、テアフラビンという成分に変わります。このテアフラビンがまた複数のカテキン類へ変化するので、カテキンの変化は複雑で、すべてはまだ明らかになっていない部分もあるのです。

カテキンにはコーヒーのクロロゲン酸と同じように、動脈硬化に関わる病気の予防効果や、糖尿病の予防効果、メタボの改善効果などが報告されています。

ただ、トータルでその健康効果を見た場合には、そのデータも少なく、結果もコーヒーよりは見劣りがします。

2020年の「アドバンシズ・イン・ニュートリション（Advances in Nutrition）」という栄養学の専門誌に、これまでのお茶の健康効果についての報告を、まとめて解析したメタ解析と呼ばれる手法の論文が掲載されています（①）。

それによると、2019年1月までの主だった研究データをまとめて解析した結果として、お茶を毎日1杯飲むことにより、総死亡のリスクは1・5％有意に低下していました。

これはコーヒー3杯と比較して考えると4・5％の低下で、コーヒーは17％以上は低下していますから、申し訳ないのですがこの点ではコーヒーには歯が立たないと思います。

「ニュートリション・アンド・メタボリスム（Nutrition & Metabolism）」という栄養と代謝の専門誌に載った2019年の論文では、コーヒーよりお茶を多く飲むイランにおいて、お茶とコーヒーの動脈硬化に関連する病気への効果を、比較した結果が報告されています（②）。

1万5000人を超える住民を中間値で6年間観察した結果として、1日にお茶を飲む量が250mL未満と比較して、1日750mL以上飲んでいる人は、心筋梗塞や脳卒中などの病気のリスクが、2・45倍有意に増加していました。

一緒に比較したコーヒーは病気のリスクを43％低下させていましたから、このデータもコーヒーの圧勝でした。

この研究で通常は身体に良い筈《はず》のお茶（主に紅茶）が、なぜ病気の増加に結び付いたのかは不明ですが、イランの人は1日のカフェインの摂取量が非常に多く、それが影響していた可能性があります。

こうした点では分の悪いお茶ですが、インフルエンザを含む感染症に対する抗菌作用（抗ウイルス作用）については、コーヒーよりデータが豊富です。

緑茶、紅茶のいずれもが、基礎的な実験において、多くのウイルスの増殖を抑え、かつ人体の免疫細胞を活性化するような働きが確認されています。臨床的にも、お茶のカテキンによりインフルエンザの感染が75％予防された、というような、びっくりするような効果が報告されていますし、紅茶や緑茶のうがいの有効性についても複数の報告があります。

もちろん10章で書いたように、コーヒーにも抗ウイルス作用の報告はありますが、臨床的なデータはありません。お茶カテキンの風邪予防効果については、コーヒーは敵《かな》わないと言って良いのです。

普段の病気予防にはコーヒー、風邪予防にはお茶と、そう考えていただくのが良さそうです。

ココアの健康効果

ココアやチョコレートに含まれるポリフェノールである、ココアフラボノイドには、抗酸化作用や血圧低下作用、認知機能改善作用や変わったところでは、全身倦怠《けんたい》感（だるさ）の改善効果など、多くの健康効果が報告されています。

中でも注目すべきは認知機能に対するココアの効果です。

２０１２年の「ハイパーテンション（Hypertension）」という高血圧専門誌に発表された論文では、イタリアで90人の軽度認知機能障害（認知症と診断されるほどではないが、物忘れなどの認知機能の低下があるという意味です）のある人に、ココアフラボノイドを8週間飲んでもらい、その前後で認知機能などの検査を行っています。すると、言葉のスムーズさや視覚機能の試験において、認知機能の改善が認められたという結果が得られたのです（③）。

更に2014年の「ネイチャー・ニューロサイエンス（Nature Neuroscience）」誌にも、やはり3カ月という短期間、50～69歳の認知機能が正常な人に、ココアフラボノイドを使用した臨床試験の結果が報告されています。ここでは機能性MRIという検査で、記憶の機能と関連する海馬《かいば》の血流量を計測。それがココアフラボノイドの使用により改善し、年齢相応の記憶機能が、30代くらいに若返る効果が認められました④。

これは通常のココアの6～7杯くらいに相当するココアフラボノイドを使用した研究なので、ココアとして通常健康に飲めるような量ではありません。ココアはミルクや砂糖を添加しないと飲めないからです。そこが健康ドリンクとしてココアを使用する場合の問題点です。

その点がクリアされないとココアを認知症予防に使用することは難しいのですが、ココアフラボノイドに認知症改善効果のあることはほぼ間違いがなく、その点はコーヒーに勝っているのです。

カロリーには注意をしつつ1日1杯くらいのココアを飲むことには、コーヒーの健康効果の足りない点を、補う可能性がありそうです。

（参考文献）

① Chung M, Zhao N, et al. *Dose-Response Relation between Tea Consumption and Risk of Cardiovascular Disease and All-Cause Mortality: A Systemic Review and Meta-Analysis of Population-Based Studies*. Adv Nutr. 2020 Feb 19. pii: nmaa010.

② Gaeini Z, Bahadoran Z, et al. *Tea, coffee, caffeine intake and the risk of cardio-metabolic outcomes: findings from a population with low coffee and high tea consumption*. Nutr Metab(Lond).2019 May 3; 16:28.

③ Desideri G, Kwik-Uribe C, et al. *Benefits in cognitive function, blood pressure, and insulin resistance through cocoa flavanol consumption in elderly subjects with mild cognitive impairment: the Cocoa, Cognition, and Aging (CoCoA) study*. Hypertension. 2012 Sep;60(3): 794-801.

④ Brickman AM, Khan UA, et al. *Enhancing dentate gyrus function with dietary flavanols improves congnition in older adults*. Nat Neurosci. 2014 Dec;17(12): 1798-1803.

おわりに　最強予防薬としてのコーヒー

1 薬としてのコーヒーの飲み方

コーヒーはもちろん楽しんで飲むものです。
その意味では、どのようなコーヒーを選び、どのように飲んでもいいのです。
それをとやかく言うつもりはまったくありません。
これは嗜好品としてのコーヒーのお話。
本書で紹介しているのは、あくまで病気予防や健康増進目的でのコーヒーの使用です。
この場合のコーヒーは嗜好品ではなく、予防薬という薬なのです。
最強予防薬「コーヒー」。
予防薬としての正しいコーヒーの飲み方をおさらいします。

コーヒーは1日3〜4杯までが適量です。

小学生までのお子さんは、原則カフェインを含まない飲み物を飲んでください。ただ、カフェインレス（デカフェ）であれば1〜2杯は可とします。

妊娠中の女性はカフェインレスのコーヒーにするか、1日2杯まで。

肝臓が悪いと言われている方や心臓病のある方は、主治医に相談の上お飲みください。

深煎りは避け、浅煎りから中煎りの豆を使い、紙フィルターでドリップして飲むのが最適です。エスプレッソは健康的にはお勧めしません。

ブラックが良いのですが、苦手な方は豆乳を加えるのがお勧めです。

砂糖はお勧めしません。甘くしたい場合ははちみつがお勧めです。

時々浮気をするのであれば、1日1杯のココアを認知症予防のために、または風邪予防のために緑茶や紅茶を試してみましょう。

それでは、用法・用量を守り、健康的なコーヒーライフをお楽しみください。

〈著者紹介〉

石原藤樹（いしはら・ふじき）

北品川藤クリニック院長。医学博士。

1963年東京都渋谷区生まれ。信州大学医学部医学科大学院卒業。研究領域はインスリン分泌、カルシウム代謝。臨床は糖尿病、内分泌、循環器を主に研修。信州大学医学部老年内科（内分泌内科）助手を経て、心療内科、小児科を研修の後、1998年より六号通り診療所所長として、地域医療全般に従事。2015年８月六号通り診療所を退職し、北品川藤クリニックを開設、院長に就任。

著書に『健康で100歳を迎えるには医療常識を信じるな！』（KADOKAWA）がある。

診療の傍ら、「北品川藤クリニック院長のブログ」をほぼ毎日更新（https://rokushin.blog.ss-blog.jp/）。現在、毎日15,000アクセスを超える人気ブログに成長し、医療相談にも幅広く対応している。


実年齢56歳、血管・骨年齢30代の名医が実践！

コーヒーを飲む人はなぜ健康なのか？

2020年７月30日　第１版第１刷発行

著　者　石原藤樹
発行者　後藤淳一
発行所　株式会社ＰＨＰ研究所

東京本部　〒135-8137　江東区豊洲5-6-52
第四制作部　☎03-3520-9614（編集）
普及部　☎03-3520-9630（販売）
京都本部　〒601-8411　京都市南区西九条北ノ内町11
PHP INTERFACE　https://www.php.co.jp/

制作協力
組　版　株式会社PHPエディターズ・グループ
印刷所
製本所　凸版印刷株式会社

 ISBN978-4-569-84720-7